医学微生物学与免疫学实验教程

徐晓霞 高锐 姚梅悦 主编

山东大学出版社
·济南·

图书在版编目(CIP)数据

医学微生物学与免疫学实验教程 / 徐晓霞,高锐,
姚梅悦主编.—济南:山东大学出版社,2021.7
ISBN 978-7-5607-7094-9

Ⅰ.①医… Ⅱ.①徐… ②高… ③姚… Ⅲ.①医学微
生物学－实验－医学院校－教材②医学－免疫学－实验－
医学院校－教材 Ⅳ.①R37-33②R392-33

中国版本图书馆 CIP 数据核字(2021)第 144536 号

策划编辑 唐 棣
责任编辑 李昭辉
封面设计 杜 婕

出版发行 山东大学出版社
社 址 山东省济南市山大南路 20 号
邮政编码 250100
发行热线 (0531)88363008
经 销 新华书店
印 刷 济南巨丰印刷有限公司
规 格 720 毫米×1000 毫米 1/16
12.75 印张 233 千字
版 次 2021 年 7 月第 1 版
印 次 2021 年 7 月第 1 次印刷
定 价 29.00 元

前　言

近年来,随着生命科学的进步,微生物学与免疫学知识已渗透到生命科学的各个领域,成为生命科学不可或缺的一部分,也成了医学、药学、护理学等专业的一门基础性必修课程。作为医学教学中的重要组成部分,医学微生物学与免疫学实验教学一方面可以让学生验证所学的理论知识,另一方面又培养了学生发现、思考、分析问题和实践操作的能力。本教材紧密结合"医学微生物学"与"医学免疫学"这两门理论课程,力争使每一个实验做到目的明确、方法实用,并具有一定的先进性和拓展性。

本教程的实验主要分为两大部分:第一部分为医学微生物学实验,包括细菌学、病毒学、真菌学的常规实验,如显微镜的使用、标本观察、染色鉴定等,还引入了多个综合性实验;第二部分为医学免疫学实验,以培养学生的基本技能为原则,囊括了免疫学中常规使用的基本技术,还增加了综合性实验和设计性实验的内容,设计性实验注重引导学生利用所学知识,对具体临床病例进行合理的判断,并利用免疫学实验加以验证,从而培养学生独立思考和灵活运用所学知识的能力。

本实验教程的主要特点有五个:一是按照医学微生物学和医学免疫学的理论教学规律,循序渐进,具有系统性和科学性;二是实验目的明确,各项操作方法明晰,图文并茂,实用性强;三是增加了综合性实验和设计性实验,有利于培养学生独立思考和灵活运用所学知识的能力;四是充分挖掘教学内容的思政元素,将思想政治内容"润物细无声"地融入实验教学的全过程,发挥了课程思政育人的功能;五是引入了信息化技术,部分实验的"知识链接"部分以二维码的形式呈现,节约了使用者检索资料的时间。

　　本实验教程是在参编教师多年教学和实践经验的基础上编写而成的,是大家共同努力的结果。由于医学微生物学和医学免疫学的发展日新月异,新技术、新方法不断涌现,书中内容难免存在疏漏和不足之处,在此特恳请广大读者予以批评指正,以利于我们今后再版时补充完善。

编　者

2021 年 3 月 1 日

目 录

第一章　实验准则

一、实验目的与要求

医学微生物学与免疫学实验是一门集医学微生物学、医学免疫学为一体的综合性、研究性实验课程,主要内容为临床常见病原微生物的形态观察及标准检测、机体免疫系统的生理功能探索、免疫与多种疾病关系的探讨及对各种免疫现象的观察等。相关的实验目的与要求如下:

1.通过实验获得感性知识,帮助或加深对课堂上学习的基本理论和基础知识的理解;了解常用的微生物学检查方法,熟悉常见病原微生物的形态及检测标准;掌握免疫学基本实验技术(如玻片凝集、吞噬实验、免疫细胞形态观察、酶联免疫吸附测定等)。

2.正确掌握医学微生物学、医学免疫学实验的基本操作方法和技能技巧,为以后学习其他学科的实验打下良好的基础。

3.培养独立进行实验的能力、细致观察和记录实验现象的能力以及正确处理实验数据和书写实验报告的能力。

4.通过实验逐步树立"实践第一"的观点,养成实事求是的科学态度和科学的逻辑思维方法。

5.在实验中逐步培养正确、细致、整洁地进行科学实验的良好习惯。

6.教师要高度重视实验工作能力的培养和基本操作的训练,并将其贯穿于具体的实验之中,注重逻辑思维的启发和引导,培养学生养成良好的习惯作风。

7.学生进行实验时,应认真操作,细致观察,注意理论联系实际,用已学的知识判断、理解、分析和解决实验中所观察到的现象和所遇到的问题,同时注意提高分析问题和解决问题的实际能力。

二、实验室工作准则

1. 进入实验前必须穿工作服,离开实验室时需要将工作服脱下反折后带回;工作服要经常清洗消毒,进行无菌操作时必须戴口罩、手套等。

2. 不必要的物品(如水杯、餐具、书包等)勿带入实验室,必要的文具、实验教程和笔记本应放在指定区域。

3. 实验室内禁止饮食、吸烟,不得高声谈笑或随意走动,以免影响他人做实验。

4. 要爱护实验室内的仪器,使用贵重仪器时,要严格按照规程要求操作。

5. 实验过程中应注意节约实验材料,如器材有损坏应及时报告、登记。

6. 实验物品应按要求做好标记,放到指定地点,用过的实验材料按物品性质进行回收处理。

7. 实验所用的细菌、毒种和具有传染性的血清若不慎污染工作台、手、眼、衣服和地面等,应立即报告教师,在教师的指导下及时、正确地处理。

8. 实验完毕后,物归原处,整理桌面,经消毒液泡手后再用清水冲洗。值日生做好清洁卫生,关好水、电、门窗,经实验带习教师检查合格后方可离开实验室。

三、实验室发生意外时的应急处理办法

1. 割伤:在实验过程中,若不慎被玻璃割伤,如果伤口较小且无异物,可用水冲洗后,涂上碘伏并用消毒纱布包扎,如果伤口较大且伤口内有碎玻璃屑或其他异物,要设法先取出异物,再用绷带扎紧伤口上部,立即送医院就诊。

2. 烫伤:在实验过程中,若不慎被烫伤,可用高锰酸钾或苦味酸溶液揩洗伤处,再搽上凡士林或烫伤油膏;切勿用水冲洗,更不能把烫起的水疱挑破。

3. 化学药品腐蚀伤:若为强酸腐蚀,应先用大量清水冲洗,再用 5% 的碳酸氢钠溶液涂擦;若为强碱腐蚀,应先用大量清水冲洗,再用 5% 的乙酸或 5% 的硼酸溶液涂擦。若受伤处是眼部,经过上述步骤处理后,应再滴入橄榄油或液状石蜡 1～2 滴。

4. 菌液污染:若菌液流洒到桌面上,可将适量 2%～3% 的甲酚或 0.1% 的苯扎溴铵(新洁尔灭)倒于污染的桌面上,浸泡半小时后抹去;若手上被活菌污染,亦应将手浸泡于上述消毒液中 3 min,然后再用肥皂洗涤,最后用自来水清洗。

5. 菌液误入口中:菌液误入口中时,应立即将其吐出到消毒容器内,并用 1:1000 的高锰酸钾溶液或 3% 的过氧化氢溶液漱口;同时根据菌种的不同,服

用相应的抗菌药物预防感染。

6.预防失火和火警险情:易燃物品(乙醇、二甲苯等)不准靠近火源,如发生火警险情,须沉着处理,切勿慌张,应立即关闭电闸;切忌用水扑救,可用湿毛巾或沙土等扑灭火苗。

7.废弃物处理:对于致病性废弃物,应按其级别做好移交登记,标明危险品的内容和数量,进行回收处理。

第二章　医学微生物学实验

医学微生物学实验是医学微生物学教学的重要组成部分,内容包括细菌学、病毒学、真菌学的常规实验,如显微镜的使用、细菌的染色方法、细菌的培养技术、细菌的药敏试验及耐药性检测等。

本教程中的医学微生物学实验在传统单一实验方式的基础上,增设了综合性实验及设计性实验的内容,旨在进一步加深学生对基础理论知识的理解,印证理论教学的内容。通过实验设计、操作及结果分析,使学生掌握医学微生物学实验的基本原理和基本操作技能,帮助学生理解和巩固所学的理论知识,培养学生的操作技能以及观察、分析、解决问题的能力,同时还要培养学生严谨的科学态度。

通过将实验与病例讨论相结合,能让学生将理论知识与临床实践有机联系在一起,为学习其他基础医学、临床医学及预防医学课程奠定基础,从而提高学生的综合素质。

实验一　显微镜的使用

【实验目的】

1.学习并掌握普通光学显微镜(低倍镜、高倍镜和油镜)的工作原理及操作方法。

2.了解普通光学显微镜的构造、功能及使用方法。

3.了解使用显微镜的注意事项和维护显微镜的方法。

4.培养学生严谨认真的实验态度。

【实验原理】

显微镜是利用光学原理,把人眼不能分辨的微小物体放大成像,以供观察者提取微细结构信息的光学仪器。

普通光学显微镜的基本构造如图1-1所示,其在结构上主要分为光学和机械两部分:其中光学部分有目镜、物镜、照明装置(聚光镜、虹彩光圈、反光镜等),能够使检视物放大,生成物像;机械部分有镜座、镜臂、镜筒、转换器、载物台、粗准焦螺旋、细准焦螺旋等部件,起着支持、调节、固定等作用。根据物镜与被检物体之间介质的不同,可将物镜分为以下两种:

(1)干燥系物镜:干燥系物镜以空气为介质,包括低倍物镜(16 mm,4×、10×)和高倍物镜(4 mm,40×)。

(2)油浸系物镜:油浸系物镜简称"油镜",常标有"oil"字样,有的还刻有一圈红线或黑线标记。油镜的放大倍数是最大的。

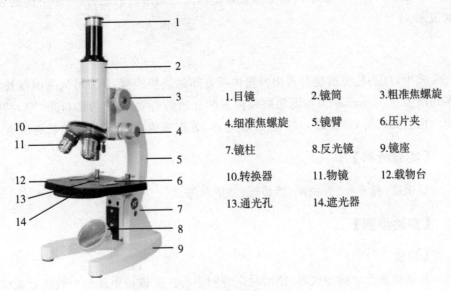

1.目镜　　　　2.镜筒　　　　3.粗准焦螺旋

4.细准焦螺旋　5.镜臂　　　　6.压片夹

7.镜柱　　　　8.反光镜　　　9.镜座

10.转换器　　11.物镜　　　　12.载物台

13.通光孔　　14.遮光器

图1-1　普通光学显微镜的基本构造

使用干燥系物镜时,光线由反光镜通过玻片与镜头之间的空气。由于空气与玻片的密度不同,使光路发生弯曲,产生散射,降低了视野的照明度。使用油镜时,需在玻片上滴加香柏油,这是因为油镜的放大倍数较高而透镜很小,光线通过不同密度的介质物体(玻片→空气→透镜)时,部分光线会发生折射而散失,进入镜筒的光线少,导致视野较暗,物体观察不清。如在透镜与玻片之间滴加和玻璃折射率($n=1.52$)相仿的香柏油($n=1.515$),则光线几乎不发生折射,从而增加了视野的进光量,使视野亮度增强,进而使物像更加清晰(见图1-2)。

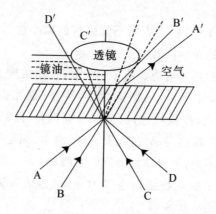

图 1-2　干燥系物镜(AA′、BB′)与油镜(CC′、DD′)的光路

显微镜的分辨率表示的是显微镜辨析两点之间距离的能力,可用下面的公式表示:

$$D = \frac{\lambda}{2n} \cdot \sin\frac{\alpha}{2}$$

式中,D 为物镜所能分辨出的物体两点间的最短距离;λ 为可见光的波长,平均值为 0.55 nm,n 为物镜和被检标本间介质的折射率;α 为镜口角,即入射角。由公式可得知,分母 n 越大,D 值越小,分辨率越高,看到的物像就越清晰。

【实验材料】

显微镜、标本片、香柏油、擦镜纸、二甲苯等。

【实验步骤】

1.取镜

显微镜是光学精密仪器,使用时应特别小心。从镜箱中或柜中取出显微镜时,应一手握镜臂,另一手托镜座,放在实验台边缘 7 cm 偏左处,不能放在边缘上。

2.端正坐姿

镜检时,两眼同时睁开,单目显微镜一般用左眼观察,用右眼帮助绘图或做记录。双目显微镜用双眼观察。

3.调光

先用低倍镜对光,将低倍镜旋到镜筒下方,使其与目镜成一直线,旋转粗准

6

焦螺旋,使镜头与载物台的距离最近或在 0.5 cm 左右。电光源显微镜应打开照明光源或转动反光镜调整外来光线,使整个视野都有均匀的照明。

4.装片

将要观察的标本放在载物台上,待检部位应位于物镜正下方。

5.低倍镜观察

观察必须从低倍镜开始。旋转粗准焦螺旋上升载物台,在侧面观察,使物镜接近盖玻片,防止物镜压在标本盖玻片上而受到损伤。然后从目镜中观察视野,旋动粗准焦螺旋,使载物台徐徐下降,直至出现物像,再用细准焦螺旋调至物像清晰为止。

6.高倍镜观察

使用推动器移动标本,将观察目标置于视野中心,转动转换器,用高倍镜观察。转换物镜时,也要从侧面观察,避免镜头与玻片相碰。调节光圈和聚光镜使光线亮度适中,然后用细准焦螺旋反复调节,直至获得清晰的物像。转动转换器,将镜检部位移至视野中央,注意不要用手指扳动物镜镜头。

7.油镜观察

旋转粗准焦螺旋下降载物台,将油镜转到镜筒正下方。在载玻片目标物上滴加 1 滴香柏油。从侧面注视,上升载物台,使油镜前端刚好浸入香柏油,注意不要压破玻片或损伤油镜镜头。然后一边观察,一边用粗准焦螺旋缓缓下降载物台(注意只允许下降载物台,不能向上调节),当视野中出现模糊物像时,旋转细准焦螺旋,直至出现清晰的物像。如果油镜已经离开油面或观察不到物像时,需要重复上面的操作。

8.擦镜

观察完毕后,下降载物台,取下标本片。及时用擦镜纸将镜头上的香柏油擦去。擦拭时,先用干净的擦镜纸擦去镜头上的油滴,然后再用二甲苯润湿一张新的擦镜纸,沿同一个方向擦拭镜头 1～2 次,最后再用干净的擦镜纸擦去二甲苯残渍(切忌用手指或其他纸张擦拭镜头,以免损伤镜头)。用柔软的绸布或绒布擦拭显微镜的机械部分,将各部位还原,将物镜低倍镜镜头正对载物台,载物台降至最低,反光镜垂直于镜座,最后罩上镜套,将显微镜放回镜箱中或柜中。用过的标本片在涂面上滴 1 滴二甲苯,用吸水纸擦去油污至洁净后,放入标本盒中。

【注意事项】

1.显微镜是贵重仪器,操作时要严格按操作方法进行,依"低倍镜→高倍

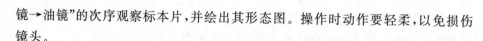

镜→油镜"的次序观察标本片,并绘出其形态图。操作时动作要轻柔,以免损伤镜头。

(1)显微镜的保养要点:

①显微镜不能在阳光下曝晒和靠近热源放置,以免透镜破裂或脱落。

②显微镜勿与腐蚀性、挥发性化学试剂放在一起。

③显微镜应注意防潮,镜箱内的防潮硅胶布带要定期烘烤干燥,以避免失效。

④显微镜不可随意拆卸,机械部分应及时加注润滑油,以减少摩擦。

⑤显微镜要安置于洁净的室内,注意防尘。再次使用前后,应用绸布或绒布擦去机械部分和反光镜上的灰尘。镜头则须用擦镜纸擦拭,做到不污染任何油渍、污迹和灰尘。

⑥每次使用完毕,各部件应还原呈存放状态,即下降聚光镜,开大光圈,反光镜垂直于镜座,下降载物台至最低。

(2)显微镜的保护要点:

①显微镜是精密仪器,使用时要注意爱护,取送搬移时,要一手握紧镜臂,一手托住镜座,轻拿轻放,以免碰撞,并严格按规程操作。

②物镜和目镜只能用擦镜纸擦拭,不能用手、手绢或其他纸擦,每次使用完油镜,立即用擦镜纸将油镜上的油擦干净;如油已干或镜头模糊不清,可用擦镜纸蘸少许二甲苯擦拭,并用另一张擦镜纸擦净残留的二甲苯。

③不能用错物镜,观察切片时不能放反,使用高倍镜时应先用低倍镜观察后再转换高倍镜观察。

④细准焦螺旋是显微镜最精细而脆弱的部分,只能做轻微的来回转动。显微镜各部位应保持清洁,避免日光直接照射和强酸、强碱等化学物质的接触,以免损坏。

⑤显微镜不用时,必须将低倍物镜正对载物台,降下聚光器,并将载物台降至最低,罩上镜套,置于干燥处,以防受潮。

⑥如有损坏玻片、仪器等现象,必须及时报告教师。

2.生物绘图中绘出的图要清楚,能够正确表示形态构造的特点。绘图注意事项如下:

(1)绘图要用黑色硬铅笔,不要用软铅笔或有色铅笔,一般以2H铅笔为宜。

(2)图的大小及在纸上分布的位置要适当。一般画在靠近纸张中央稍偏左方,并向右方引出注明各部名称的线条,各引出线条要整齐平列,各部名称写在线条右边。

【思考题】

1.使用油镜时,该怎样将香柏油滴加到玻片上?

2.该怎样正确使用显微镜?

3.使用油镜时,为什么要先用低倍镜观察?

【知识链接】

电子显微镜简介

实验二　细菌的基本形态与特殊结构观察

【实验目的】

1.掌握细菌(葡萄球菌、链球菌、脑膜炎双球菌、大肠杆菌、炭疽杆菌、白喉杆菌、霍乱弧菌、幽门螺杆菌等)的基本结构特征(形态、大小、排列和染色性),并能够进行区别。

2.掌握细菌特殊结构(荚膜、鞭毛、芽胞)的特征及医学意义。

3.培养持之以恒的耐心。

【实验原理】

细菌属于原核细胞结构的一种单细胞生物,形体微小,结构简单。人的肉眼的最小分辨率约为 0.2 mm,因此观察细菌要用光学显微镜放大几百倍到上千倍才能看到。细菌按其外形主要分为三类,即球菌、杆菌、螺形菌。细菌形态可受各种理化因素的影响,一般来说,在生长条件适宜时,培养 8～18 h 的细菌形态较为典型。各种细菌的大小、形态、排列差异较大,可通过革兰氏染色的方法进行鉴别。

细菌的结构对细菌的生存、致病性和免疫性等均有一定作用。细菌的结构包括基本结构和特殊结构,基本结构包括细胞壁、细胞膜、细胞质及核质,特殊结构包括荚膜、鞭毛、菌毛及芽胞。光学显微镜下可观察到的是荚膜、鞭毛及芽胞。

荚膜是许多细菌细胞壁外围绕的一层较厚的黏性胶冻样物质,细菌一般在机体内和营养丰富的培养基中才能形成;鞭毛是某些细菌菌体上具有的细长而弯曲的丝状物,长度常超过菌体长度若干倍,不同细菌的鞭毛数目、位置和排列不同;芽胞是细菌在一定条件下,菌体内形成的一个折光性很强的不易着色小体,它并非细菌的繁殖体,而是在细菌处于代谢相对静止的情况下形成的休眠体,以维持细菌生存的持久性,芽胞在菌体内的位置、大小随菌种不同而不同。

【实验材料】

1.观察标本(示教片):

(1)球菌:葡萄球菌、链球菌、脑膜炎双球菌涂片。

(2)杆菌:大肠杆菌、炭疽杆菌、白喉杆菌涂片。

(3)弧菌:霍乱弧菌、水弧菌涂片。

(4)荚膜:肺炎链球菌荚膜。

(5)鞭毛:伤寒杆菌鞭毛、变形杆菌鞭毛。

(6)芽胞:破伤风梭菌芽胞。

2.仪器与材料:标本片、显微镜、香柏油、二甲苯、擦镜纸等。

【实验步骤】

1.用显微镜油镜观察细菌标本(具体步骤见本章实验一"显微镜的使用")。

2.观察细菌的形态,注意比较其形状、大小、排列及染色性。

(1)球菌:肺炎链球菌、金黄色葡萄球菌(见图2-1)。

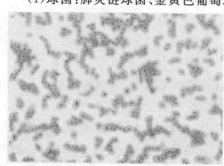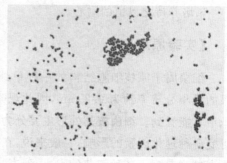

图2-1　肺炎链球菌(左)和金黄色葡萄球菌(右)的镜下形态

（2）杆菌：大肠杆菌、炭疽杆菌（见图2-2）。

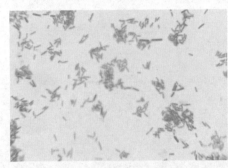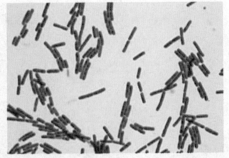

图 2-2　大肠杆菌（左）和炭疽杆菌（右）的镜下形态

（3）螺形菌：霍乱弧菌（见图2-3）。

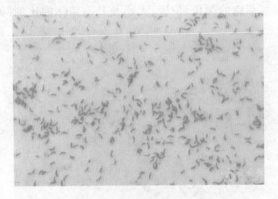

图 2-3　霍乱弧菌的镜下形态

3.细菌特殊结构观察

（1）荚膜：观察荚膜的大小、颜色与菌体的关系（见图2-4）。

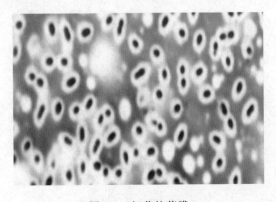

图 2-4　细菌的荚膜

（2）鞭毛：观察鞭毛的形态、数目及其位置（见图 2-5）。

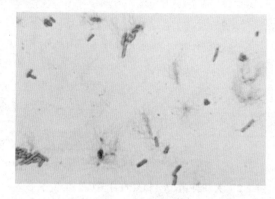

图 2-5　细菌的鞭毛

（3）芽胞：观察芽胞的颜色、位置、大小及其与菌体的比例（见图 2-6）。

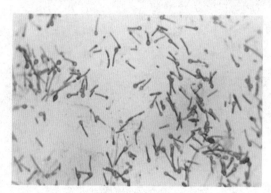

图 2-6　细菌的芽胞

（4）异染颗粒：观察异染颗粒的颜色、大小及其位置（见图 2-7）。

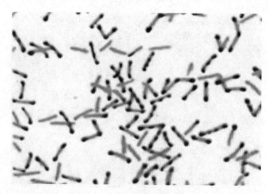

图 2-7　细菌的异染颗粒

4.将观察结果绘在实验报告纸上,并用文字适当地描述。

【实验结果】

1.选取三种细菌,绘制其形态,注意大小、形状和排列。

2.选取细菌有代表性的特殊结构绘图,注意其大小、形态和排列。

【注意事项】

1.观察细菌的基本形态时,注意细菌的形态、大小、排列和染色性。

2.观察荚膜时,注意观察菌体与荚膜的形态染色。

3.观察鞭毛时,注意观察菌体与鞭毛颜色及鞭毛在菌体上的位置、数量。

4.观察芽胞时,注意观察芽胞的形状、大小、颜色及位置。

【思考题】

1.细菌有哪几种形态? 代表性的细菌有哪些?

2.细菌的基本结构包括哪些? 有哪些特殊结构? 各有什么功能?

【知识链接】

细菌的特殊结构及其临床意义

实验三　细菌的革兰氏染色

【实验目的】

1.掌握革兰氏染色法的原理及意义。

2.学会革兰氏染色法的基本过程,能够使用革兰氏染色法对细菌进行分类鉴别。

3.能熟练运用细菌革兰氏染色的虚拟操作程序。

【实验原理】

革兰氏染色法是 1884 年由丹麦病理学家革兰(H. C. Gram)所创立的,为复染色法,后来一些学者在此基础上进行了某些改进,现在普遍采用的是哈克(G. J. Hucker)改良的革兰氏染色法,此方法是细菌学中最常用、最重要的鉴别染色法之一。该染色法几乎可以将全部的细菌分成两大类:革兰氏阳性细菌(G^+)和革兰氏阴性细菌(G^-),两者的主要差别在于细胞壁的化学组成和结构不同。

革兰氏染色法的主要步骤是先用结晶紫进行初染;再加媒染剂即碘液,以增加染料与细胞间的亲和力,使结晶紫和碘在细胞膜上形成分子量较大的复合物;然后用脱色剂(乙醇或丙酮)脱色;最后用稀释复红复染,凡细菌不被脱色而保留初染剂的颜色(紫色)者为革兰氏阳性菌,如被脱色后又染上复染剂的颜色(红色)者为革兰氏阴性菌。

革兰氏染色法之所以能将细菌分为革兰氏阳性菌和革兰氏阴性菌,是由这两类细菌的细胞壁结构和成分的不同所决定的:革兰氏阴性菌的细胞壁中含有较多易被乙醇溶解的类脂质,而且肽聚糖层较薄,交联度低,故用乙醇或丙酮脱色时溶解了类脂质,增加了细胞壁的通透性,使结晶紫和碘的复合物易于渗出,结果细菌就被脱色,再经稀释复红复染后就被染成了红色;相反,革兰氏阳性菌细胞壁中肽聚糖层厚且交联度高,类脂质含量少,经脱色剂处理后反而使肽聚糖层的孔径缩小,通透性降低,因此细菌仍保留初染时的颜色。另外,革兰氏阳性菌的等电点(pI 为 2～3)比革兰氏阴性菌(pI 为 4～5)低,在相同的 pH 值下,革兰氏阳性菌所带的负电荷比革兰氏阴性菌多,与带正电的结晶紫染料分子结合较多,不易脱色。在这两方面的原因中,以前者为主。

【实验材料】

1.菌种:葡萄球菌、大肠杆菌固体培养基培养物(37 ℃下培养 16 h 左右)。

2.染色液:结晶紫染液、95%的乙醇溶液、卢戈(Lugol)氏碘液、0.5%的稀释复红染液、自来水。

3.仪器与材料:载玻片、接种环、酒精灯、打火机、香柏油、二甲苯、擦镜纸、生理盐水、吸水纸、染色用具、显微镜等。

【实验步骤】

实验步骤可以概括为"制片→染色→镜检"。

1.制片(涂片→干燥→固定)

(1)涂片:取清洁载玻片一张,用记号笔在玻片上画一个大小适中的闭合圆圈,在圆圈中滴1滴生理盐水,再使用灭菌后的接种环从固体培养基上挑取单菌落,将其与生理盐水混合均匀,涂成直径约1 cm的菌膜,涂片要薄而均匀,注意取菌时要保持无菌操作,然后将接种环灭菌后放回架上。

(2)干燥:涂片最好在室温下自然干燥,或者使用酒精灯烘烤,注意距离火焰稍远一些,以免出现载玻片炸裂、伤害实验者的情况。

(3)固定:手捏干燥后的涂片一端,涂菌面朝上,较快地通过酒精灯火焰外层2～3次,通过时稍作停留,注意温度不可太高,以玻片加温面触及皮肤不烫手背为度。待放置冷却后进行染色。

2.染色

染色可分为初染、媒染、脱色、复染四步,具体如图3-1所示。

(1)初染:在已固定的涂片上滴加结晶紫染液,以全面覆盖涂膜为度,染色1 min,倾去染液,用细流水徐缓冲洗。

(2)媒染:滴加媒染剂卢戈氏碘液,染色约1 min后,用细流水冲洗,并将玻片上的积水轻轻甩净。

(3)脱色:滴加95%的乙醇溶液数滴,前后轻轻摇动玻片约30 s,均匀脱色,然后斜持玻片,使脱掉的染料随乙醇流去,立即用细流水冲去乙醇,并将玻片上的积水轻轻甩净。

(4)复染:滴加0.5%的稀释复红染液复染1 min后,用细水冲洗,甩去积水,用吸水纸轻轻吸干水。

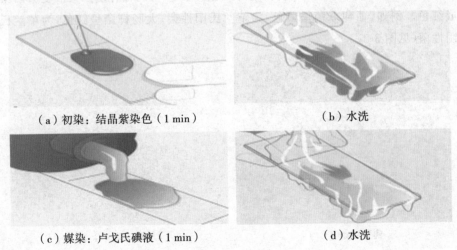

(a)初染:结晶紫染色(1 min)　　　　(b)水洗

(c)媒染:卢戈氏碘液(1 min)　　　　(d)水洗

图3-1　染色步骤(一)

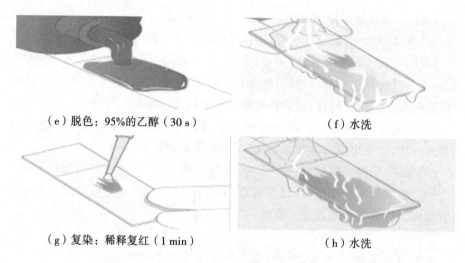

（e）脱色：95%的乙醇（30 s）　　　　　　　　（f）水洗

（g）复染：稀释复红（1 min）　　　　　　　　（h）水洗

图 3-1　染色步骤(二)

3.镜检

先使用低倍镜找到物像所在的地方,然后降低载物台,在物像上滴 1 滴香柏油,缓慢转动细准焦螺旋,使载物台慢慢向上移动,进行观察。油镜使用完毕后须用擦镜纸将油镜头擦拭干净,再使用二甲苯擦拭,最后再用干净的擦镜纸擦拭。

【实验结果】

镜检结果:革兰氏阳性菌经结晶紫与碘液染色后,不易被乙醇溶液脱色,最终被染成紫色;革兰氏阴性菌易被乙醇脱色,经 0.5% 的稀释复红染液复染后染成红色。例如,葡萄球菌呈紫色,为革兰氏阳性菌;大肠杆菌呈红色,为革兰氏阴性菌(见图 3-2)。

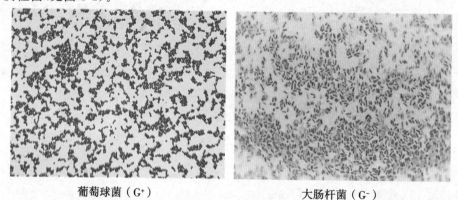

葡萄球菌（G+）　　　　　　　　　　　大肠杆菌（G-）

图 3-2　革兰氏染色结果

【注意事项】

1.选择适龄(16~24 h)的细菌培养物,通常多选择在对数生长期的细菌。

2.革兰氏染色的成败关键在于脱色时间,必须掌握好脱色的时间:若脱色时间过长,革兰氏阳性菌会被错染成革兰氏阴性菌;若脱色时间过短,革兰氏阴性菌会被错染成革兰氏阳性菌。脱色时间的长短一般还受涂片的厚薄程度、脱色时摇晃玻片的快慢和乙醇用量的多少等因素的影响,在掌握时有一定的难度。因此,一般选择已知的革兰氏阳性菌和革兰氏阴性菌进行练习,以掌握脱色时间。如果鉴定未知细菌时,应同时做一张革兰氏阳性菌和革兰氏阴性菌的混合涂片来作为对照。

3.如果细菌细胞壁破损,可能会将革兰氏阳性菌染色成革兰氏阴性菌。

4.水洗时,水流不宜过急、过大,不能直接冲洗涂面,以免涂片薄膜脱落。

5.染色过程中勿使染液干涸。用水清洗时,一定要吸干玻片上的水分,以免染色液被稀释而影响染色结果。

【思考题】

1.你认为哪些环节会影响革兰氏染色的结果?其中最关键的环节是什么?

2.如果细胞壁破损,细菌的染色结果会由革兰氏阳性菌被误染成革兰氏阴性菌,该如何解释这种现象呢?

3.进行革兰氏染色时,初染前可以加碘液吗?乙醇脱色之后复染前,革兰氏阳性菌和革兰氏阴性菌分别呈什么颜色?

【知识链接】

革兰氏阳性菌和革兰氏阴性菌的比较　　　　细菌的革兰氏染色虚拟操作

实验四 细菌的抗酸染色

【实验目的】

1.了解分枝杆菌抗酸染色法的操作方法、意义及原理。

2.进一步加强学生的生物安全意识。

3.能熟练开展细菌抗酸染色虚拟操作实验。

【实验原理】

抗酸染色法(acid-fast staining method)是特异性地针对分枝杆菌属细菌的鉴别染色法,其中最具代表性的染色法为齐尔-尼尔森(Ziehl-Neelsen)染色法和齐尔-加贝特(Ziehl-Gabbet)染色法。简单来说,抗酸染色法即用石炭酸复红染色后,用盐酸乙醇脱色,再用亚甲蓝进行对比染色,即不再脱色而呈现石炭酸复红的红色。

分枝杆菌的细胞壁内含有大量的脂质,包围在肽聚糖的外面,所以分枝杆菌一般不易着色,要经过加热和延长染色时间来促使其着色。但分枝杆菌中的分枝菌酸与染料结合后,就很难被酸性脱色剂脱色,故名"抗酸染色"。齐尔-尼尔森抗酸染色法是在加热条件下使分枝菌酸与石炭酸复红牢固结合形成复合物,即使用盐酸乙醇处理也不脱色。当再加碱性亚甲蓝复染后,分枝杆菌仍然为红色,而非抗酸菌及背景中的物质为蓝色。

【实验材料】

1.细菌:结核分枝杆菌减毒株。

2.抗酸染色液:石炭酸复红液、3%的盐酸乙醇脱色液、碱性亚甲蓝溶液。

3.仪器:接种环、酒精灯、载玻片、玻片夹等。

4.香柏油、二甲苯、擦镜纸、吸水纸等。

【实验步骤】

1.细菌涂片标本的制备(涂片→干燥→固定)

涂片制备方法可参考本章实验三"细菌的革兰氏染色"的步骤。

2.染色

(1)初染:用玻片夹夹持涂片标本,滴加石炭酸复红 2～3 滴,在火焰上方高处徐徐加热,切勿沸腾,出现蒸汽即暂时离开。若染液蒸发减少,应再加染液,以免干涸。加热 3～5 min,待标本冷却后用水冲洗。

(2)脱色:用 3%的盐酸乙醇脱色 0.5～1 min,用水冲洗。

(3)复染:用碱性亚甲蓝溶液复染 1 min,用水冲洗后用吸水纸吸干。

3.载玻片用吸水纸吸干,油镜下观察。

【实验结果】

从显微镜视野中能够看到细菌或略带弯曲的杆菌,单个或平行相聚排列,有的呈分枝状,有的菌体内常有 2～5 个着色较浓的颗粒;抗酸染色细菌被染成红色,背景及非抗酸染色细菌呈蓝色,由此即可判断并找到分枝杆菌,如图 4-1 所示。

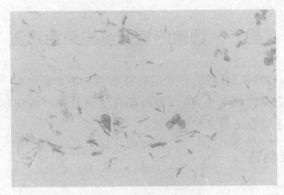

图 4-1　抗酸染色的结果

【注意事项】

1.注意无菌操作。

2.涂片时,厚度要适中。

3.初染时加热的温度不宜过高,勿沸腾。

4.脱色时间需根据涂片薄厚而定,厚涂片可适当延长脱色时间,以几乎无红色为度。

5.观察后的涂片注意应放入石炭酸消毒缸中。

【思考题】

你认为哪些环节会影响抗酸染色的结果？其中最关键的环节是什么？

【知识链接】

结核杆菌的生物学性状

抗酸染色虚拟操作

实验五　细菌的特殊结构染色方法

某些细菌具有特殊的结构，必须用特殊染色方法才能着色。现在特殊染色法多用于教学，实际应用渐少，但需要时仍有鉴别意义。特殊染色法通常包括荚膜染色法、鞭毛染色法和芽胞染色法。

一、荚膜染色法

【实验目的】

1.了解荚膜染色法的意义。

2.了解荚膜染色法的具体操作。

【实验原理】

某些细菌细胞壁外面有一层较厚的黏稠物质，称为"荚膜"，一般由糖和多肽组成。荚膜对染料的亲和力弱，不易着色，故对有荚膜的细菌常采用负染色法，即让菌体和背景着色，而荚膜不着色，使菌体外周呈现一个透明层。

【实验材料】

1.经小鼠传代培养的肺炎链球菌。

2.甲紫乙醇饱和溶液 5 mL,加蒸馏水 95 mL,混匀。

3.20％的硫酸铜溶液。

【实验步骤】

1.按常规方法涂片,切勿加热固定,以防荚膜收缩变形。

2.滴加甲紫溶液 2～3 滴,在火焰上方略微加热,至冒蒸汽为止。

3.用 20％的硫酸铜溶液冲洗,吸干。

4.用油镜观察。

【实验结果】

荚膜无色或呈淡紫色,菌体背景呈紫色。

【注意事项】

1.标本制作过程中要注意无菌操作。

2.涂片时勿加热固定,以防荚膜萎缩变形。

【思考题】

荚膜有哪些生物学作用?

二、鞭毛染色法

【实验目的】

1.了解鞭毛染色法的意义和操作。

2.了解细菌鞭毛的生物学意义。

【实验原理】

鞭毛为细菌表面附有的细长并呈波状弯曲的丝状物。鞭毛很细,不易观察,故需要经特殊染色法使鞭毛增粗并着色,以便可以在普通显微镜下观察。

【实验材料】

1.变形杆菌(血琼脂平板培养 6～8 h)。

2.染液

(1)A 液:20％的钾明矾溶液(加温溶解)20 mL,5％的苯酚溶液 50 mL,

20％的鞣酸(加温溶解)20 mL。

(2)B 液:复红乙醇饱和溶液。

取 A 液 9 份与 B 液 1 份,混合后立即过滤,滤纸放置 6 h 后使用最佳。

【实验步骤】

1.细菌标本的制备

取变形杆菌的血琼脂培养物,仔细从菌膜伸展最远处挑取细菌少许,轻轻放入盛有 3～4 mL 蒸馏水的小平皿液面上,令细菌自由分散,浮于液体表面,置于 37 ℃的环境下培养 25～30 min。

2.涂片

用接种环在上述液面上轻轻挑取一环菌液,放在高度洁净无油脂的玻片上,涂时切勿研磨,接种环随水滴移动,以免细菌的鞭毛脱落。

3.染色

令载玻片自然干燥,切勿使用火焰固定。染色液临用前过滤,加染液染 1～2 min,吸干。

4.观察

用油镜观察制备好的玻片。

【实验结果】

细菌鞭毛呈淡红色,菌体呈红色。

【注意事项】

1.将载玻片擦拭干净,切忌油脂、灰尘沾染。

2.细菌要经过传代,使其处于对数期,活力增高。

3.涂片动作要轻,以尽量避免细菌的鞭毛脱落。

4.从染色液配制到涂片染色的全过程,最好在 20 ℃的环境下完成,温度过高不易染出鞭毛。

三、芽胞染色法

【实验目的】

1.了解芽胞染色的意义。

2.了解芽胞的特点和意义。

【实验原理】

某些细菌(如芽胞杆菌、梭状芽胞杆菌、少数球菌等)在其生长发育后期,在细胞内可形成一个圆形或椭圆形,厚壁,含水量低,抗逆性强的休眠体构造,称为"芽胞"。在不同的细菌中,芽胞所处的位置也不同,有的在中部,有的在偏端,有的在顶端。芽胞一般呈圆形、椭圆形、圆柱形。

芽胞的结构相当复杂,其具有厚且致密的壁,通透性低,不易着色,一旦着色又难以脱色。为此,对芽胞进行染色时,除了使用染色力强的染料外,还要通过加热促进芽胞着色,再使菌体脱色;而芽胞上的染料则难以脱色,故仍保留其原有的颜色,使染色后菌体与芽胞的颜色不同。

【实验材料】

1.破伤风梭菌 48～72 min 的培养物。

2.苯酚复红染液。

3.碱性亚甲蓝染液。

4.95％的乙醇溶液。

【实验步骤】

1.按常规方法涂片,干燥,固定。

2.滴加苯酚复红染液 2～3 滴,微火加热至染料冒蒸汽(勿煮沸)开始倒计时,维持 5 min。加热过程中要随时添加染液,防止标本片干涸。

3.待载玻片冷却后,用水冲洗。

4.滴加碱性亚甲基蓝溶液复染 30 s,水洗,吸干。

5.用油镜观察。

【实验结果】

细菌芽胞呈红色,菌体呈蓝色。

【注意事项】

1.培养破伤风梭菌和标本的制作过程中,必须严格进行无菌操作,防止发生实验室感染。

2.皮肤若有损伤或机体抵抗力低下时,不能做该项实验或进行有关的实验操作。

【思考题】

1.简述芽胞的生物学意义。

2.加苯酚复红染色时,为什么要加热至染料冒蒸汽并维持一定时间呢?

【病例讨论】

患者男性,22 岁,因高热、咳嗽 5 天急诊入院。患者 5 天前洗澡受凉后出现寒战,体温高达 40 ℃,伴咳嗽、咳痰,痰少呈铁锈色,无痰中带血,无胸痛。口服头孢菌素Ⅵ及止咳、退热剂 3 天后不见好转,体温仍波动于 38.5～40 ℃。患者呈急性热病容,神志清楚,无皮疹,浅表淋巴结无肿大,巩膜无黄染,咽部查体结果(一),气管居中。左中上肺叩诊浊音,语颤增强,可闻及湿性啰音,叩诊心界不大,心率 100 次/分,律齐,无杂音。腹平软,肝脾未触及,病理反射未引出。实验室检查见血红蛋白 140 g/L,白细胞 $12×10^9$/L,中性粒细胞 82%,淋巴细胞 18%,血小板 $180×10^9$/L,尿常规(一),粪便常规(一),初步诊断为大叶性肺炎。

分析:该病原体的主要致病物质是什么? 可以采用什么染色方法进行检测?

实验六　微生物大小和数量的测定

【实验目的】

1.学习并掌握使用显微镜测微尺测定微生物大小的方法。

2.了解血球计数板的构造,明确其计数原理。

3.学习并掌握使用血球计数板测定微生物细胞数量的方法。

4.培养学生严谨的科研态度。

【实验原理】

显微测微尺可用于测量微生物细胞的大小,其包括镜台测微尺和目镜测微尺两个部件。镜台测微尺全长 1 mm,等分为 100 格,每格 0.01 mm,用于校正目镜测微尺每小格的长度。目镜测微尺中央刻有 50 等分或 100 等分的小格,如图 6-1 所示。测量前,应预先用镜台测微尺来校正并计算出在某一放大倍数下,目镜测微尺每小格所代表的实际长度,再以后者为标准测量微生物细胞的长度。目镜测微尺每格长度(单位 μm)的计算公式为:

目镜测微尺每格长度=(两重合线间镜台测微尺格数×10)/两重合线间目镜测微尺格数

测量时,球菌用直径表示大小,杆菌用宽和长表示大小(单位均为 μm)。

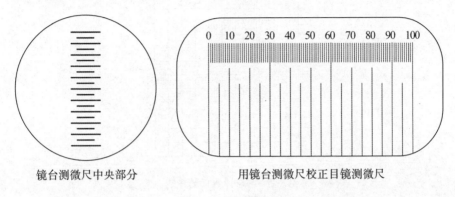

镜台测微尺中央部分　　　　　　用镜台测微尺校正目镜测微尺

图 6-1　测微尺的校正

显微直接计数法是将少量待测样品悬浮液置于计菌器上,于显微镜下直接计数的一种简便、快速、直观的方法。显微直接计数法适用于各种含单细胞菌体的纯培养悬浮液,如酵母菌、细菌、霉菌孢子等。菌体较大的酵母菌或霉菌孢子可采用血球计数板计数,一般细菌则采用彼得罗夫·霍泽(Petrof Hausser)细菌计数板或霍克斯·雷(Hawks Ley)计数板计数。这三种计数板的原理和部件相同,只是细菌计数板较薄,可以使用油镜观察;而血球计数板较厚,不能使用油镜,计数板下部的细菌不易看清。

血球计数板是一块特制的厚型载玻片,载玻片上有 4 条槽,构成了 3 个平台。中间较宽的平台被一短横槽分隔成两半,每个半边上面各有一个计数区。计数区的刻度有两种:一种是计数区(大方格)分为 16 个中方格,每个中方格又分成 25 个小方格;另一种是计数区分成 25 个中方格,每个中方格又分成 16 个小方格。计数区总共由 400 个小方格组成。每个大方格边长为 1 mm,面积为 1 mm^2,盖上盖玻片后,盖玻片和载玻片之间的高度为 0.1 mm,所以每个计数区的体积为 0.1 mm^3(见图 6-2)。使用血球计数板计数时,通常测定 5 个中方格的微生物数量,求其平均值,再乘以 25 或 16,就得到一个大方格中的总菌数,然后再换算成 1 mL 菌液中微生物的数量。设 5 个中方格中的总菌数为 A,菌液稀释倍数为 B,则有:

1 mL 菌液中的总菌数=5 个中方格的微生物数量平均值×25×10^4×B=

25

$5\times10^4\times A\cdot B$（25 个中格）

或：

1 mL 菌液中的总菌数＝5 个中方格的微生物数量平均值$\times16\times10^4\times B=3.2\times10^4\times A\cdot B$（16 个中格）

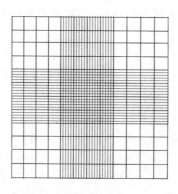

图 6-2　血球计数板的构造

【实验材料】

1.菌种：酿酒酵母（*Saccharomyces cerevisiae*）、枯草芽胞杆菌（*Bacillus subtilis*）。

2.溶液与试剂：0.1%的吕氏碱性亚甲蓝染液、蒸馏水。

3.仪器及其他用品：目镜测微尺、镜台测微尺、普通光学显微镜、擦镜纸、血细胞计数板、移液管、小玻璃珠、烧杯、锥形瓶等。

【实验步骤】

1.微生物大小的测定

（1）目镜测微尺的安装：把右目镜的上透镜旋开，将目镜测微尺轻轻放在目镜的隔板上，使有刻度的一面朝下。旋上目镜透镜，再将目镜插入镜筒内。

（2）校正目镜测微尺：将镜台测微尺放在显微镜的载物台上，使有刻度的一面朝上。先用低倍镜观察，调焦距，待看清镜台测微尺的刻度后转动目镜，使目镜测微尺的刻度与镜台测微尺的刻度相平行，利用推进器移动镜台测微尺，使两尺在某一区域内两线完全重合，然后分别数出两重合线之间镜台测微尺和目镜测微尺所占的格数（见图 6-1）。用同样的方法换成高倍镜和油镜进行校正，分别测出在高倍镜和油镜下两重合线之间两尺分别所占的格数。

由于已知镜台测微尺每格长 10 μm，根据下面的公式，即可分别计算出在

不同放大倍数下,目镜测微尺每格所代表的长度(单位为 μm):

$$目镜测微尺每格所代表的长度 = \frac{两重合线间镜台测微尺格数 \times 10}{两重合线间目镜测微尺格数}$$

(3)菌体大小的测定:

①制作枯草芽胞杆菌的单染色制片:步骤为"洗片→干燥→加热→固定→干燥",结晶紫染色 2 min 后自然干燥。

②制作酵母菌水浸片:玻片中央滴 1 滴亚甲蓝染液,接种酵母菌,盖上盖玻片。

③将镜台测微尺取下,换上细菌制片,先在低倍镜和高倍镜下找到目的物,然后在油镜下用目镜测微尺测量菌体大小。先量出菌体的长和宽占目镜测微尺的格数,再以目镜测微尺每格的长度计算出菌体的长和宽。

同一种群中的不同菌体细胞之间也存在个体差异,因此在测定每一种菌种细胞的大小时应对多个细胞进行测量,然后计算取平均值。

2.显微镜计数

(1)清洗血球计数板。

(2)自然干燥。

(3)对酵母菌液进行适当梯度的稀释。取原液 1 mL 入试管中,用移液管移取 9 mL 水注入试管中。再取上一次稀释的菌液中的 1 mL 加到另一支试管中,加 9 mL 水。如此反复,即可得到一系列稀释梯度的菌液。

(4)加样品。在血球计数板上盖上盖玻片,将酵母菌悬液摇匀,用无菌滴管吸取少许,从计数板平台两侧的沟槽内沿盖玻片的下边缘滴入 1 滴,利用表面张力,由沟槽中流出多余的菌悬液。加样后静置 5 min,使细胞或胞子自然沉降。

(5)将加有样品的血球计数板置于显微镜载物台上,先用低倍镜找到计数室所在位置,然后换成高倍镜进行计数。若菌液太浓,需重新调节稀释度后再计数。一般样品稀释后要求每个小方格内有不多于 8 个菌体。每个计数室选 5 个中方格(可选 4 个角和中央的 1 个中方格)中的菌体进行计数。若有菌体位于格线上,则计数原则为"计上不计下,计左不计右"。如遇酵母出芽,则芽体全记或全不计。

(6)清洗。使用完毕后,对血球计数板及盖玻片进行清洗、干燥,放回盒中,以备下次使用。

【实验结果】

1.目镜测微尺的校正结果填入表 6-1 中。

表 6-1　目镜测微尺校正结果

物镜	物镜倍数	目镜测微尺格数	镜台测微尺格数	目镜测微尺代表的长度/μm
低倍镜				
高倍镜				
油镜				

2.微生物大小测定结果填入表 6-2、表 6-3 和表 6-4 中。

表 6-2　枯草芽胞杆菌大小测定记录(单位:油镜下目镜测微尺格数)

项目	1	2	3	平均
长度				
宽度				

表 6-3　酿酒酵母大小测定记录(单位:40倍目镜下测微尺格数)

项目	1	2	3	平均
长度				
宽度				

表 6-4　各菌测定结果

名称	目镜测微尺每格代表的长度/μm	长		宽		菌体大小/(长×宽,μm×μm)
		目镜测微尺平均格数	长度/μm	目镜测微尺平均格数	宽度/μm	
枯草芽胞杆菌						
酿酒酵母						

3.酵母菌显微计数结果填入表 6-5 中。

表 6-5　酵母菌数量的测定结果(*A* 表示 5 个中方格中的总菌数，*B* 表示菌液稀释倍数)

菌种	*A*	*B*	菌数/mL
酵母菌			

【注意事项】

1.使用镜台测微尺进行校正时,若一时无法直接找到测微尺,可先对刻尺外的圆圈线进行准焦后,再通过移动标本推进器的方法进行寻找。

2.细菌个体微小,在进行细胞大小测定时一般应选用油镜,以减小误差。

3.进行显微镜计数时,应先在低倍镜下寻找大方格的位置,找到计数室后将其移至视野中央,再换高倍镜观察和计数。

4.酵母菌计数加样品前,一定要将菌液摇匀。

5.为了确定稀释梯度,可以先将酵母菌的原液加到计数板上计数。

【思考题】

1.为什么更换不同放大倍数的目镜或物镜时,必须用镜台测微尺重新对目镜测微尺进行校正?

2.在不改变目镜和目镜测微尺,而改用不同放大倍数的物镜来测定同一细菌的大小时,其测定结果是否相同? 为什么?

3.哪些因素会造成血球计数板的计数误差? 应如何避免?

实验七　细菌的生长曲线

【实验目的】

1.了解细菌生长曲线的特点及测定原理。

2.学习用比浊法测定细菌的生长曲线。

3.培养科学严谨的科研态度。

【实验原理】

将少量细菌接种到一定体积的合适的新鲜培养基中,在适宜的条件下进行培养,定时测定培养液中的菌量,以菌量的对数为纵坐标,以生长时间为横坐标,绘制的曲线即为细菌的生长曲线(见图 7-1)。细菌的生长曲线反映了细菌等单细胞微生物在一定环境条件下于液体中培养时所表现出的群体生长规律。依据其生长速率的不同,一般可把生长曲线分为迟缓期、对数期、稳定期和衰亡期四期。

1.迟缓期

迟缓期又称"调整期",出现该期的原因是细菌接种至培养基上后,对新环境有一个短暂的适应过程。迟缓期的生长曲线平坦稳定,因为细菌繁殖极少。迟缓期的长短因菌种、接种菌量、菌龄以及营养物质等的不同而异,一般为 1～4 h。此期中细菌体积增大,代谢活跃,为细菌的分裂增殖合成、储备充足的酶、能量及中间代谢产物。

2.对数期

对数期又称"指数期",此期生长曲线呈直线上升,细菌数目以稳定的几何级数极快增长,可持续几小时至几天不等。此期细菌的形态、染色、生物活性都很典型,对外界环境因素的作用敏感,因此研究细菌性状时以此期的细菌为最好。

3.稳定期

稳定期的生长曲线总体上处于平坦阶段,但细菌群体的活力变化较大。由于培养基中营养物质消耗、毒性产物积累、pH 值下降等不利因素的影响,细菌繁殖速度渐趋下降,相对死亡数开始逐渐增加,此期细菌增殖数与死亡数渐趋平衡,细菌的形态、染色、生物活性可出现改变,并产生相应的代谢产物如外毒素、内毒素、抗生素及芽胞等。

4.衰亡期

随着稳定期的发展,细菌繁殖得越来越慢,死亡菌数明显增多。活菌数与培养时间呈反比关系,此期细菌可变长、肿胀或发生畸形衰变,甚至发生菌体自溶,难以辨认其形。衰亡期的细菌生理代谢活动趋于停滞。

以上四个时期的长短因菌种的遗传性、接种量和培养条件的不同而有所改变。生长曲线可表示细菌从开始生长到死亡的全过程的动态。不同的微生物有不同的生长曲线,同一种微生物在不同的培养条件下,其生长曲线也不一样。因此,通过测定微生物的生长曲线,可以了解各菌的生长规律,这对科研和生产都具有重要的指导意义。

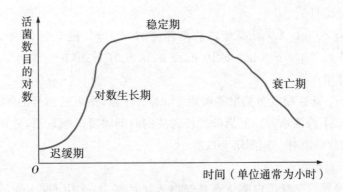

图 7-1 细菌的生长曲线

大肠杆菌是人和动物肠道中最常见的一种细菌,其繁殖速率很快,在合适的条件下,菌体细胞每 20 min 分裂一次。大肠杆菌主要位于人体大肠内,约占肠道菌总数的 1%。大肠杆菌是一种两端钝圆、能运动、无芽胞的革兰氏阴性短杆菌,除某些菌型能引起腹泻外,一般不致病;相反,其还能合成维生素 B 和维生素 K,对人体有益,故经常被作为细菌的模式生物而广泛用于科学研究。

测定微生物的数量有多种不同的方法,可根据要求和实验室条件选用。本实验采用比浊法测定,由于细菌悬液的浓度与光密度(OD 值)成正比,因此可利用分光光度计测定菌悬液的光密度,由此推知菌液的浓度,并将所测得的 OD 值与其对应的培养时间作图,即可绘出该菌在一定条件下的生长曲线。此法的优点是快捷、简便。

【实验材料】

1.菌种:大肠杆菌。

2.培养基:肉膏蛋白胨培养基。

3.仪器和器具:721 分光光度计、比色杯、恒温摇床、无菌吸管、试管、锥形瓶。

【实验步骤】

实验步骤可以概括为"种子液制备→标记编号→接种培养→生长量测定"。

1.种子液制备

取大肠杆菌斜面菌种 1 支,以无菌操作手法挑取 1 环菌苔,接种入肉膏蛋白胨培养液中,静止培养 18 h,作为种子培养液。

31

2.标记编号

取盛有 50 mL 无菌肉膏蛋白胨培养液的 250 mL 锥形瓶 11 个,分别编号为 0 h、1.5 h、3 h、4 h、6 h、8 h、10 h、12 h、14 h、16 h、20 h。

3.接种培养

用 2 mL 无菌吸管分别准确吸取 2 mL 种子液,加入已编号的 11 个锥形瓶中,于 37 ℃下振荡培养。然后分别按对应的时间将锥形瓶取出,立即放冰箱中贮存,待培养结束时一同测定 OD 值。

4.生长量测定

将未接种的肉膏蛋白胨培养基倾倒入比色杯中,选用 600 nm 波长作为分光光度计上的调节零点,作为空白对照,并对不同时间的培养液从 0 h 起依次进行测定,对浓度大的菌悬液用未接种的牛肉膏蛋白胨液体培养基适当稀释后测定,使其 OD 值为 0.10~0.65。经稀释后测得的 OD 值要乘以稀释倍数,才是培养液实际的 OD 值。

【实验结果】

1.将测定的 OD 值填入表 7-1 中。

表 7-1　测定的 OD 值

时间/h	对照	0 h	1.5 h	3 h	4 h	6 h	8 h	10 h	12 h	14 h	16 h	20 h
光密度值/OD_{600}												

2.按以上表格中的时间为横坐标,OD_{600} 的值为纵坐标,绘制大肠杆菌的生长曲线。

【注意事项】

1.细菌的生长曲线为纯种细菌的培养所得,因此在实验操作中应注意无菌操作。

2.细菌在不同的环境下生长趋势不同,因此应注意维持稳定的外界环境。

【思考题】

1.用本实验方法测定微生物的生长曲线有何优点?

2.若同时用平板计数法测定细菌数量,所绘出的生长曲线与用比浊法测定绘出的生长曲线有何差异?为什么?

实验八　细菌的分离与培养

【实验目的】

1.通过对培养基的配制和灭菌,掌握制备细菌培养基的方法与步骤。

2.熟悉常用培养基的种类与用途。

3.了解细菌生长繁殖的基本条件。

4.学会细菌的接种方法及观察细菌的生长现象。

5.培养医学相关专业应具备的生物安全意识。

【实验原理】

(一)培养基

培养基是根据微生物生长繁殖时对营养物质的需要配制而成的,其基本成分含有碳源、氮源、无机盐、生长因子和水等。根据待检标本的性质和培养目的,可以将培养基分为以下五种:基础培养基、营养培养基、鉴别培养基、选择培养基、厌氧培养基。

基础培养基含有细菌生长繁殖所需要的基本营养物质;营养培养基是在基础培养基中加入糖、血清、酵母浸膏、生长因子等,适宜营养要求高的细菌生长;鉴别培养基含有特定的作用底物;选择培养基是加入了一定物质以抑制杂菌生长,利于所需菌的生长,如 SS 培养基;厌氧培养基是用于专性厌氧菌生长的培养基,如庖肉培养基。

根据培养基物理状态的不同,可将其分为三种:固体培养基、半固体培养基、液体培养基,固体培养基又可分为固体平板培养基和固体斜面培养基。固体平板培养基用于细菌的划线分离、菌落计数和分离纯化,固体斜面培养基用于纯培养增菌、保存菌种。半固体培养基可用于观察细菌的动力、保存菌种。

各类细菌对营养物质的要求差别很大,包括水、碳源、氮源、无机盐和生长因子等,人工培养细菌需提供的基本条件为:①充足的营养物质;②适宜的温度;③合适的酸碱度;④必要的气体环境。

（二）灭菌与消毒

灭菌是用物理或化学的方法来杀死或除去物品上或环境中的所有微生物；消毒是用物理或化学的方法杀死病原微生物，但不一定能杀死细菌芽胞的方法。消毒实际上算是部分灭菌。

在微生物实验、生产和科研工作中，需要进行纯培养，不能有任何杂菌，因此对所用的器材、培养基要进行严格的灭菌，对工作场所要进行消毒，以保证工作的顺利进行。消毒与灭菌的方法有很多，一般可分为加热、过滤、照射（紫外线杀菌）和使用化学药品等方法。下面介绍加热法和紫外线杀菌法。

1.加热法

加热法又分为干热灭菌法和湿热灭菌法两类。

（1）干热灭菌法：干热灭菌法是指在干燥环境（如火焰或干热空气）下进行灭菌的技术，一般有火焰灭菌法和干热空气灭菌法。本法适用于干燥粉末、凡士林、油脂的灭菌，也适用于玻璃器皿（如试管、平皿、吸管、注射器等）和金属器具（如测定效价的钢管、针头、镊子、剪刀等）的灭菌。

（2）湿热灭菌法：湿热灭菌法是指在灭菌器内利用高压蒸汽或其他热力学灭菌手段杀灭细菌，该法灭菌能力甚强，为热力学灭菌中最有效及用途最广的方法。药品、药品的溶液、玻璃器械、培养基、无菌衣、敷料以及其他遇高温与湿热不发生变化或损坏的物质，均可用本法灭菌。这里主要介绍高压蒸汽灭菌法和间歇蒸汽灭菌法。高压蒸汽灭菌法（autoclaving）可杀灭包括芽胞在内的所有微生物，是灭菌效果最好、应用最广的灭菌方法，具体操作是将需灭菌的物品放在高压锅（autoclave）内，加热时蒸汽不外溢，高压锅内的温度随着蒸汽压的增加而升高。在 103.4 kPa（1.05 kg/cm²）的蒸汽压下，温度达到 121.3 ℃，维持 15～20 min。高压蒸汽灭菌法适用于普通培养基、生理盐水、手术器械、玻璃容器及注射器、敷料等物品的灭菌。间歇蒸汽灭菌法（fractional sterilization）是利用反复多次的流通蒸汽加热，杀灭所有微生物（包括芽胞），具体操作同流通蒸汽灭菌法，但要重复 3 次以上，每次间歇是将要灭菌的物体放到 37 ℃的温箱过夜，目的是使芽胞发育成繁殖体。若被灭菌物不耐 100 ℃高温，可将温度降至 75～80 ℃，加热延长为 30～60 min，并增加次数。间歇蒸汽灭菌法适用于不耐高热的含糖或牛奶的培养基。

2.紫外线杀菌法

紫外线杀菌法的原理是紫外线波长在 240～280 nm 时对细菌和病毒中DNA（脱氧核糖核酸）或 RNA（核糖核酸）的分子结构最具破坏力，可造成生长性细胞死亡和(或)再生性细胞死亡,从而达到杀菌消毒的效果。尤其是在波长为 253.7 nm 时,紫外线的杀菌作用最强。

以上均需进行严格的无菌操作,避免杂菌进入培养基,防止实验菌种污染环境。

(三)细菌的分离

鉴定传染性细菌或真菌需要对致病微生物进行分离和纯培养。细菌分离法也叫"细菌分离接种技术",即应用接种环将细菌在固体培养基平板上接种,将混杂细菌逐一分散成单个,经培养后各自形成单个菌落,将单个菌落移种增殖后可得到纯种细菌。

【实验材料】

1.菌种:金黄色葡萄球菌、大肠杆菌普通平板培养物、杂菌菌种。

2.培养基:普通琼脂平板培养基、普通琼脂斜面培养基、普通琼脂半固体培养基、液体培养基。

3.器材:接种环、酒精灯、火柴、超净台、普通培养箱、高压蒸汽灭菌锅等。

【实验步骤】

1.培养基的配制

(1)称量。用天平称取 0.5 g 牛肉膏、1 g 蛋白胨、0.5 g 氯化钠、2 g 琼脂。将称好的牛肉膏、蛋白胨和氯化钠放入烧杯中。

(2)融化。向烧杯中加入蒸馏水 100 mL,用玻璃棒搅匀后,放到酒精灯上加热。当牛肉膏和蛋白胨融化后,加入琼脂,并继续用微火加热。在琼脂融化的过程中,要控制火力的大小,并且不断搅拌,以免培养基溢出或烧焦。待琼脂完全融化后,补加蒸馏水至 100 mL。

(3)调 pH 值。用滴管逐滴滴入 1 mol/L 的氢氧化钠溶液,边滴边搅拌,并随时用 pH 试纸测 pH 值,直到 pH 值为 7.4～7.6 为止。

(4)培养基的分装。将培养基趁热分装到洁净的试管中,培养基的高度约为试管高度的 1/5。注意:分装时不要将培养基沾在管口和试管上端,以免引起污染。

(5)加棉塞。培养基分装完毕以后,在管口上加一个棉塞。棉塞能防止杂菌污染,保证通气良好。加棉塞时,应使棉塞长度的 2/3 在试管口内。

(6)包扎。每 10 支试管用线绳捆成一捆,并且在管口外面包上一层牛皮纸,然后用线绳扎好。在每捆试管外挂上标签,注明培养基的名称、配制日期和制作者姓名。

2.灭菌

(1)打开高压蒸汽灭菌锅,将里面的灭菌桶取出,向锅内加水(最好用开水),水面以与底架平齐为宜。

(2)将扎好的试管管口向上,竖放在灭菌桶内,再将灭菌桶放回灭菌锅内。注意:灭菌桶内的物品不能放得太挤,否则会影响灭菌效果。

(3)加盖,并将排气软管插入灭菌桶的排气槽内。以两两对称的方式,同时旋紧相对的两个紧固螺栓,以防漏气。

(4)排出锅内的冷空气。接通电源,当压力上升到 49 kPa 时,打开排气阀放气,当压力降到 0 时,关闭排气阀。重复上述放气过程一次,以彻底排出锅内的冷空气。

(5)当锅内的压力上升到 98 kPa 时,控制火力大小,使压力维持在 98 kPa 左右 20 min,切断电源。

(6)当压力降至 0 后,打开排气阀,10 min 以后旋松紧固螺栓,取出试管。最后将灭菌锅里的水排放干净。

3.搁置斜面

当培养基冷却至 50 ℃ 左右时,将试管带棉塞的一端搁在一根木棒上。搁置的长度要合适,使培养基形成的斜面的长度不超过试管总长的一半。

4.细菌的接种技术

(1)普通琼脂平板分区划线接种法:通过划线,将混杂的细菌在平板表面逐一分散,经培养后,分散的单个细菌形成菌落。根据菌落形态和特征挑选单个菌落,接种培养后即得纯种细菌。具体操作如下:

①烧灼接种环,冷却后取一环菌种。

②打开平板盖,左手斜持平板(约成 45°角)并靠近火焰,以免空气中的杂菌落入平板内;右手握持已沾菌种的接种环,在琼脂平板一端连续平行划线(约占平板面积的 1/10),为第一区线。划线时,接种环与平板成 30°～40°角,轻轻接触平板,注意不要将接种环嵌入琼脂将其划破。

③接种环烧灼灭菌冷却后,将接种环通过第一区 2～3 次并连续划线,为第二区线(约占平板面积的 1/5),接种环再次灭菌,冷却后同法划出第三、第四区线,如图 8-1 所示。

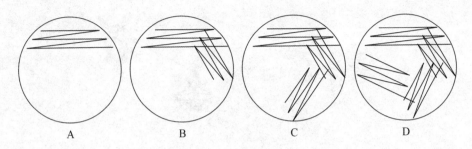

图 8-1　分区划线法

④接种完毕,接种环灭菌后放回试管架,盖上皿盖,于皿底做好标记,将平板倒置(平板底面朝上),置于 37 ℃培养 24 h 后观察结果。

⑤结果:琼脂平板表面散在分布菌落,有金黄色色素的为金黄色葡萄球菌菌落。

(2)杂菌的分区划线接种法:

①左手执装有杂菌菌液的试管,右手执接种环,将接种环用火焰灭菌后,以右手小指打开试管盖,并用冷却后的接种环蘸取菌液,将试管口烧一下,盖上盖,放回试管架。

②按如图 8-1 所示的划线方法进行单菌落分离,采用普通琼脂平板分区划线接种法,具体操作同上面的②~④。

3.普通琼脂平板连续划线接种法:对于菌量较少的混合菌液或标本,可行连续划线接种,如图 8-2 所示。

4.普通琼脂斜面培养基接种法:本法主要用于移种经划线分离培养所得的单个菌落,以得到纯种细菌,保存菌种可用来观察细菌特性。

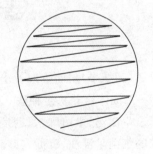

图 8-2　连续划线接种法

(1)将菌种管和培养基管握于左手食指、中指和拇指之间,菌种管在外侧,培养基管在内侧,斜面均朝上。

(2)以右手食指及拇指松动两管棉塞,接种环烧灼灭菌。

(3)以右手小指与手掌、小指与无名指分别拔取两管棉塞,将管口迅速通过火焰来灭菌。

(4)用已灭菌的接种环挑取少量菌苔,迅速伸入培养基管,在斜面表层先从底部上拉一线,然后从底部向上轻轻连续蜿蜒划线直至斜面顶端。管口火焰灭菌,塞好棉塞,置于 37 ℃培养 24 h,接种环灭菌后放回试管架上(见图 8-3)。

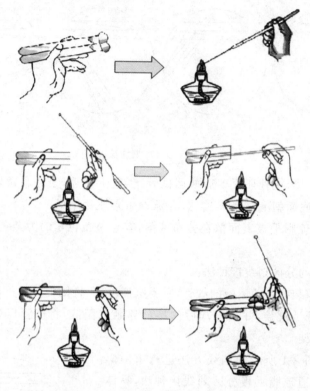

图 8-3　普通琼脂斜面培养基接种法

(5)结果:斜面表层长出灰白色菌苔。

4.液体培养基接种法

牛肉汤、蛋白胨水、糖发酵管等均为液体培养基。牛肉汤常用于增菌,所培养的细菌呈混浊、沉淀、菌膜等生长现象;蛋白胨水和糖发酵管主要用于检测细菌的生化反应。液体培养基的具体接种操作方法是:

(1)将菌种管和培养基管握于左手食指、中指和拇指之间,菌种管在外侧,培养基管在内侧,斜面均朝上。

(2)以右手食指及拇指松动两管棉塞,接种环烧灼灭菌。

(3)以右手小指与手掌、小指与无名指分别拔取两管棉塞,将管口迅速通过火焰以灭菌。

(4)用已灭菌的接种环挑取少量菌苔,迅速伸入培养基管,在接近液面的管壁处轻轻研磨(见图 8-4),培养基管竖直后研磨点在液面下,试管加塞。培养基管置于 37 ℃的环境下培养 24 h,接种环灭菌后放回试管架。

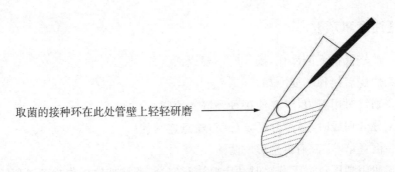

取菌的接种环在此处管壁上轻轻研磨 ⟶

图 8-4　液体培养基接种法

(5)结果:①浑浊生长:菌液呈均匀混浊,管底有少量沉淀。②沉淀生长:管底有沉淀,菌液无明显混浊。③菌膜生长:菌液表面形成膜状物。

5.普通琼脂半固体培养基穿刺接种法

普通琼脂半固体培养基均以穿刺法接种,半固体琼脂培养基用于观察细菌动力或保存菌种。具体接种操作方法是:

(1)将菌种管和培养基管握于左手食指、中指和拇指之间,菌种管在外侧,培养基管在内侧,斜面均朝上。

(2)以右手食指及拇指松动两管棉塞,接种环烧灼灭菌。

(3)以右手小指与手掌、小指与无名指分别拔取两管棉塞,将管口迅速通过火焰以灭菌。

(4)用已灭菌的接种针挑取少量菌苔,垂直刺入半固体培养基的中心近达管底处,后沿原路退出(见图 8-5),接种针灭菌后放回试管架。培养基管加塞,置于 37 ℃的环境下培养 24 h。

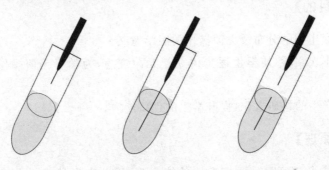

图 8-5　普通琼脂半固体培养基穿刺接种法

(5)结果:葡萄球菌沿接种线生长,线外培养基仍透明清亮;变形杆菌可见线外的扩散生长,有时整个培养基呈混浊。

【注意事项】

1.严格保持无菌操作,操作时不要说话。

2.灼烧后接种环要冷却。

3.划线时用腕力,不要使接种环嵌入琼脂。

4.分区划线时,各个分区要分明,注意连续性。

5.倒置培养,否则不易形成菌落。

6.使用高压蒸汽灭菌锅时一定要注意安全,严格按照操作规范进行灭菌,锅内物品不要摆放过密,否则会影响灭菌效果。

【思考题】

1.在配制培养基的过程中要注意什么问题?为什么?

2.培养基配制好后为什么要立即灭菌?如何检查灭菌后的培养基是无菌的?

3.为什么要倒置培养?

4.灭菌完毕以后,如果压力未降到零就打开排气阀,会出现什么现象?为什么?

实验九 细菌的分布

【实验目的】

1.了解微生物的分布及无菌操作的医学意义。

2.通过本次实验,使学生逐步树立起无菌观念,为学习无菌操作技术奠定基础。

3.培养学生的科研意识,提升学生的创新能力。

【实验原理】

细菌种类多,繁殖快,适应环境的能力强,因此在自然界中分布广泛。在水、土壤、空气、食物、人和动物的体表以及与外界相通的腔道中,常有各种细菌和其他微生物存在。细菌在自然界物质循环中起着重要的作用,不少细菌对人类是有益的,对人致病的只是少数。

在不同的环境中,微生物的分布也不同。由于自然界中有微生物存在,导致某些医疗操作也会被微生物污染,所以要树立"有菌观念",任何医疗操作都需要按规定进行,防止微生物引起感染。

【实验材料】

1.培养基:普通琼脂平板、血琼脂平板。

2.器材:酒精灯、打火机、普通培养箱、无菌棉签、培养皿等。

3.试剂:无菌生理盐水、75%的酒精棉球、2.5%的碘酒棉球。

【实验步骤】

参考下列检测程序,设计不同部位的标本采集方案并进行培养。

1.空气中的细菌检查

取琼脂平板一个,打开皿盖,暴露于空气中 30 min,然后盖好,在平皿底面做好标记,置于 37 ℃的环境下培养 24 h 后观察结果,注意菌落数和菌落形态。

2.常用物品的细菌检查

取琼脂平板一个,任取常用物品在琼脂平板上轻轻涂抹数次,然后盖好,在平皿底面做好标记,置于 37 ℃的环境下培养 24 h 后观察结果,注意观察有无细菌生长、菌落数和菌落形态。

3.咽喉部的细菌检查

(1)用无菌棉签涂取扁桃体两旁的分泌物,在血琼脂平板表面涂一基区。

(2)改用接种环作分区划线接种。

(3)置于 37 ℃的环境下,培养 18~24 h 后观察结果,注意观察溶血性与菌落特征。

(4)选择可疑菌落,用生理盐水稀释后涂片,进行革兰氏染色。

4.皮肤、手指(或其他部位)消毒前后的细菌检查

(1)在一个平皿底部做好标记,分为消毒前与消毒后两个区域。

(2)取一支无菌棉签放入无菌盐水中浸泡,在管壁上挤干水后擦拭皮肤手指或其他部位,然后将该棉签涂布于无菌平皿标有"消毒前"的区域,来回划线,注意勿划破琼脂表面。

(3)将皮肤手指或其他部位用碘酒棉球及酒精棉球涂擦消毒,另取一支无菌棉棒,用消毒前所述方法取材,接种于标有"消毒后"的平皿区域。

(4)平皿在 37 ℃的环境下培养 24 h 后取出,观察表面有无细菌生长,比较消毒前后的菌落数目,描述菌落特征。

【实验结果】

1.培养基平板表面或多或少都会有菌落生长(结果填入表 9-1 中)。

表 9-1   细菌的分布检查结果

细菌分布		菌落数目	菌落特征							
			大小	形状	边缘	表面	隆起度	透明度	颜色	其他
空气分布										
常用物品分布										
咽喉部分布										
皮肤手指分布	消毒前									
	消毒后									

2.咽喉部的琼脂培养基表面有菌落生长,其中占优势的是一种细小菌落,其周围有草绿色的不完全溶血环,此为咽喉部的正常菌群——甲型链球菌。

【注意事项】

1.实验过程中要严格按照有关制度和无菌技术的要求进行操作。

2.进行咽喉部细菌分布实验时,要注意不要碰到口腔其他部位。

3.碘对皮肤有刺激作用,所以用 75% 的酒精脱碘,且酒精可进一步起到杀菌作用。需要等手上的酒精干了再涂平板。

【思考题】

通过该实验,你对建立无菌观念和严格无菌操作有什么更深的体会?

实验十   细菌的药敏试验

【实验目的】

1.掌握纸片扩散法(K-B法)药敏试验的原理和方法。

2.掌握抗生素抑菌实验的虚拟操作。

3.熟悉药敏试验方法在临床实践中的重要意义。

4.培养合理使用抗生素的安全意识。

【实验原理】

将含有定量抗菌药物的纸片贴在已接种待测细菌的琼脂平板表面,纸片上的药物随即溶于琼脂中,并沿纸片周围由高浓度向低浓度扩散,形成逐渐减少的梯度浓度。在纸片周围,一定浓度的药物抑制了细菌的生长,从而形成了透明的抑菌环,抑菌环的大小则反映了待测菌对该种药物的敏感程度。

K-B法是由柯比-鲍尔(Kirby-Bauer)建立的,为美国临床和实验室标准协会(NCCLS)所推荐,目前是世界上公认的标准纸片扩散法(定性法)。

【实验材料】

1.培养基:一般需氧菌和兼性厌氧菌采用水解酪蛋白(M-H)琼脂培养基。对于营养要求高的细菌,则需在M-H琼脂培养基中加入其他营养成分。

2.抗菌药物纸片:抗菌药物纸片为直径6.0~6.35 mm的滤纸片,上面含有一定量的某种抗菌药物。抗菌药物纸片市面上有售,但生产厂家须获得国家食品药品监督管理总局(SFDA)批准。不同种类的待测菌药敏试验应选择不同的抗菌药物,药敏纸片的选择见表10-1。

表10-1　药敏纸片的选择

待测菌	抗菌药物
金黄色葡萄球菌 ATCC 25923	P、VA、FOX、DA、CIP、GN、SXT
大肠杆菌 ATCC 25922	AMP、CZ、GN、AMS、CRO、CIP、IMP
铜绿假单胞菌 ATCC 27853	CAZ、GN、PRL、AK、ATM、CIP、IMP

注:阿米卡星(AK)、庆大霉素(GN)、青霉素(P)、头孢西丁(FOX)、氨苄西林/舒巴坦(AMS)、哌拉西林(PRL)、头孢唑林(CZ)、头孢曲松(CRO)、头孢他啶(CAZ)、氨曲南(ATM)、亚胺培南(IMP)、环丙沙星(CIP)、万古霉素(VA)、克林霉素(DA)、复方新诺明(SXT)。

3.待测细菌:金黄色葡萄球菌6~8 min的肉汤培养物。

4.其他实验材料:无菌生理盐水、无菌棉签、无菌试管、酒精灯、镊子、生物安全柜、培养箱等。

【实验步骤】

1.培养基的准备:将无菌M-H琼脂加热融化,趁热倾注入直径90 mm的无菌平皿中。琼脂厚为 4 mm(23～25 mL 培养基),待琼脂凝固后放 4 ℃环境保存,在 5 日内用完。使用前,应在 37 ℃培养箱放置 30 min 使琼脂表面干燥。

2.试验菌液的准备:将待测细菌接种于普通琼脂平板,35 ℃培养 16～18 h,然后从平板上挑取数个菌落,于 2～3 mL 无菌生理盐水中混匀后,与 0.5 麦氏比浊管比浊,调整浊度与标准比浊管相同,其细菌浓度相当于 10^8 CFU/mL。

3.细菌接种:用无菌棉拭子蘸取已调整的菌液,在管壁上稍加挤压之后,手持棉拭子于 M-H 琼脂表面均匀划线接种,共划 3 次,每次将平板旋转 60°角,最后沿平板内缘涂抹一周,盖上平板,室温下放置 3～5 min,待琼脂表面的水分稍干。

4.贴药物纸片:用无菌镊子夹取药物纸片,平贴在种好细菌的琼脂表面,每个平板可贴 4～6 种药物纸片。纸片放置要均匀,各纸片中心距离不小于 24 mm,纸片距平板边缘的距离应不小于 15 mm。纸片一旦接触琼脂表面,就不能再移动。

5.培养:贴好药物纸片的平板应于室温下放置 15 min,然后翻转平板,放在 35 ℃下培养 18～24 h 后观察结果。

6.测量:将平板置于黑背景的明亮处,用卡尺从背面精确测量包括纸片直径在内的抑菌环直径,测得的结果以毫米(mm)为单位进行记录,最后参照 NCCLS 的标准(见表 10-2)进行结果判断,并以敏感(sensitivity)、中度敏感(moderate sensitivity)和耐药(resistant)等程度报告之。

表 10-2 NCCLS 的标准

抗菌药物	纸片含药量	抑菌圈直径/mm		
		大肠杆菌 ATCC 25922	金黄色葡萄球菌 ATCC 25923	铜绿假单胞菌 ATCC 27853
AK	30 μg	19～26	20～26	—
GN	10 μg	19～26	19～27	16～21
P	10 U	—	26～37	—
FOX	1 μg	—	18～24	—
AMP	10 μg	16～22	27～35	—
PRL	100 μg	19～24	29～37	—
CZ	30 μg	24～30	—	25～33
CRO	30 μg	21～27	29～35	—

续表

抗菌药物	纸片含药量	抑菌圈直径/mm		
		大肠杆菌 ATCC 25922	金黄色葡萄球菌 ATCC 25923	铜绿假单胞菌 ATCC 27853
CAZ	30 μg	20～26	27～35	—
ATM	30 μg	25～32	16～20	22～29
AMS	10/10 μg	28～36	—	23～29
IMP	10 μg	26～32	—	20～28
CIP	5 μg	30～40	22～30	25～33
VA	30 μg	—	17～21	—
DA	2 μg	—	24～30	—
SXT	1.25/23.75 μg	23～29	24～32	

【实验结果】

1.细菌对药物敏感时,在该纸药片周围无细菌生长(无菌生长区为抑菌环)。

2.细菌对药物不敏感时,纸药片周围有菌生长。

3.抑菌环直径 6～10 mm 为低度敏感,10～15 mm 为中度敏感,15 mm 以上为高度敏感,如表10-3所示。

表 10-3　不同细菌的药敏试验结果

抗菌药物	纸片含药量	抑菌环直径/mm			相应的能够抑制被测菌生长的最低药物浓度/μg·mL⁻¹	
		耐药	中介度	敏感	耐药	敏感
青霉素	10 U	≤28	—	≥29	≥0.2	≤0.1
链霉素	30 μg	≤1	12～14	≥15	≥15	≤6
氯霉素	30 μg	≤12	13～17	≥18	≥25	≤12.58
庆大霉素	10 μg	≤12	13～14	≥15	≥8	≤4
红霉素	15 μg	≤13	14～17	≥18	≥8	≤2
四环素	30 μg	≤14	15～18	≥19	≥16	≤4
磺　胺	1.25/27.75 μg	≤10	11～15	≥16	≥8/152	≤2/38

【注意事项】

1.培养基的成分、酸碱度以及平板的厚度等对试验结果都可以造成影响。购买培养基时,应考虑其质量,对每批 M-H 琼脂平板均需用标准菌株检测,合格后方可使用。制备平板时,需注意其厚度并保证厚薄均匀。

2.贴放药物纸片时要均匀,并且要充分接触琼脂。药物纸片应始终保存在封闭、冷冻、干燥的环境中,否则会影响其活性。长期存放需置于−20 ℃的冰箱中,日常使用或没用完的纸片应及时放入 4 ℃保存,用时需提前 1~2 h 取出放室温平衡。纸片应在有效期内使用。

3.菌液浓度也可影响实验结果:浓度大、菌量多时,抑菌环偏小;浓度低、菌量少时,抑菌环则偏大。此外,菌液配好后应在 15 min 内用完。

4.培养温度以 35 ℃为宜,平板的堆放不超过 2 块,防止受热不均。

5.实验过程中严格按要求操作,严格保证无菌操作。

6.对抑菌环的测量要仔细、精确。

7.质量控制:以新鲜传代的金黄色葡萄球菌 ATCC 25923 为标准菌株,在相同条件下,用与常规试验相同的方法测定对同种抗菌药物的敏感性,标准菌株的抑菌环应在预期的范围内。如果超出了预期的范围,则不能向临床发报告,应及时查出原因,予以纠正。标准菌株应每周用 M-H 琼脂传代,入 4 ℃保存。

【思考题】

1.学习药敏试验的意义是什么?

2.纸片法药物敏感试验是体外试验,这种方法与机体内的耐药状态完全相同吗?为什么?

【知识链接】

超级细菌

【案例讨论】

患者男性,24 岁,受凉后出现打喷嚏、流鼻涕、浑身乏力等表现,去医院就诊后被诊断为上呼吸道感染。医院开具的处方为:0.9%的氯化钠溶液 250 mL,5%的葡萄糖溶液 250 mL,头孢噻肟钠 1 g×4 支,注射用炎琥宁 80 mg×4 支,并且一次性带回了 3 天的用量,到社区门诊部要求输液。社区门诊接诊后,认为该处方用药不合适,于是改为口服氨加黄敏胶囊,每天 3 次,每次 1 粒,并嘱其注意休息、饮水。2 天后电话随访,患者自述已经基本康复。

社区门诊改变患者的处方是否合理?为什么?

实验十一 细菌的致病性与变异性检测

一、细菌的致病性

细菌的致病性是指细菌侵入机体后生长繁殖,破坏组织,引起病理变化的特性。有致病性的细菌称为"病原菌"或"致病菌"。病原菌致病性的强弱程度用毒力表示,对细菌致病性的研究常利用感染动物的方法。

【实验目的】

1.掌握常见的细菌致病物质的检测方法。

2.熟悉细菌内毒素的致热作用。

3.了解细菌致病性结果判读的原则。

4.了解细菌外毒素的检测方法及小白鼠的腹腔注射和肌内注射的操作方法。

5.分析细菌致病性在第二次世界大战时期造成的生物危害,培养学生的爱国主义情怀。

【实验原理】

1.溶血毒素:某些细菌可产生溶血毒素,能破坏哺乳动物的红细胞膜,发生溶血。不同的细菌可产生不同的溶血反应,由此可鉴别细菌。

2.链激酶:A 族溶血性链球菌能产生链激酶,该酶能使血液中的纤维蛋白酶原变成纤维蛋白酶,继而溶解纤维蛋白,使血凝块溶解。根据实验结果,可以判定链球菌的致病性。

3.内毒素的致热作用:细菌的内毒素大多由革兰氏阴性菌产生,在菌体死亡裂解后释放。内毒素的毒理作用较弱,各种细菌所产生的内毒素其毒性作用基本相似,均可引起发热、出血、循环衰竭等临床症状。内毒素引起发热的原因是:内毒素作为一种外源性致热源,作用于肝库普弗细胞、中性粒细胞等,使之释放出内源性热原质,作用于下丘脑体温调节中枢,从而引起发热。

4.外毒素对机体的毒性作用及抗毒素在体内对毒素的中和作用:细菌外毒素对机体的毒性作用可被相应的抗毒素所中和。对有免疫力的或事先给予被动免疫的动物以同样剂量的外毒素注射时,动物不产生中毒症状,而无免疫力的或未进行过被动免疫的动物则可因中毒而死亡。

【实验材料】

1.动物:家兔、小白鼠。

2.生物制剂:灭活伤寒杆菌培养液、破伤风外毒素(1∶100 稀释)、破伤风抗毒素。

3.无菌肉汤、无菌生理注射器及针头、酒精、棉球、体温计、凡士林。

【实验步骤】

1.溶血毒素实验——平板法

(1)将金黄色葡萄球菌和表皮葡萄球菌分别接种于血平板培养基上。

(2)在 37 ℃下培养 24 h,观察结果。

2.链激酶实验

(1)吸取含草酸钾的血浆 0.2 mL(0.01 g 草酸钾加 5 mL 兔血浆混匀,经离心沉淀,吸取上清液),加入 0.8 mL 生理盐水,混匀后,再加入肺炎链球菌菌液 0.5 mL 和 0.25%的氯化钙溶液 0.25 mL,混匀,放入 37 ℃的水浴中,2 min 观察一次。

(2)待血浆凝固后继续观察并记录溶解时间。如 2 h 内不溶解,继续放置 24 h 后观察。

(3)实验可设立阴性对照组,以正常培养基为阴性对照。

3.内毒素的致热作用

(1)先用体温计测量家兔体温。

(2)用注射器吸取伤寒杆菌菌液 0.5~1.0 mL,注入家兔静脉。

(3)注射后经 30 min 与 60 min,再分别测试家兔的体温,观察是否较注射前增高。

4.细菌外毒素对机体的毒性作用及抗毒素在体内对外毒素的中和作用

(1)取 3 只小白鼠,分别标记为红色、蓝色、白色。

(2)取红色小白鼠,腹腔注射破伤风抗毒素 0.2 mL(100 U),经 30 min 后,于其右后腿肌内注射破伤风外毒素 0.2 mL。

(3)取蓝色小白鼠,不进行被动免疫,同样给予肌内注射破伤风外毒素 0.2 mL。

(4)取白色小白鼠,于右后腿注射无菌肉汤 0.2 mL,作为对照。

(5)逐日观察上述 3 只小白鼠有无发病情况,如有发病,可见尾部强直,注射毒素侧的下肢麻痹,有强直性痉挛。

【实验结果】

记录并分析细菌的致病性结果,判断有无溶血,有无致病性,内毒素有无致热作用,外毒素的致病性及抗毒素的中和效果。

【注意事项】

1.选用菌株为致病菌,应接种于血平皿。

2.所有实验操作应在生物安全柜内完成,注意做好生物安全防护。

3.依据致病性判读原则,准确记录实验结果。

【思考题】

上述结果是否符合预期? 出现与预期不一致的原因可能有哪些?

【知识链接】

细菌战的生物危害

细菌的致病物质

细菌内毒素和外毒素的比较

二、细菌的变异性

【实验目的】

1.了解细菌变异的原因和机制。

2.观察细菌的变异现象。

【实验原理】

细菌的变异现象有很多,包括形态结构变异(如 H-O 变异、L 型细菌)、抗原型变异、菌落变异(如 S-R 变异)、毒力变异和耐药性变异等。这些变异有的在短时间内发生,有的则需经过一个相当长的时期才能形成。诱导细菌发生变异的因素有物理因素、化学因素、生物因素等。

(一)形态的变异(示教片)

应用人工方法,可以导致细菌形态的改变,如将鼠疫杆菌培养于含高盐的培养基中,可出现大小不等的多形态细菌;又如,将某些菌培养于含青霉素的培养基内,经过一定时期后,可发生 L 型变异。

观察鼠疫杆菌的正常形态与衰残型的示教片。

(二)鞭毛变异(示教片)

有鞭毛细菌(如变形杆菌)在培养基表面可形成迁徙生长的菌落。如果培养在含 0.1% 的石炭酸的培养基上,细菌就不能产生鞭毛,不能表现出迁徙现象而出现单个菌落。

观察变形杆菌示教片。

【实验材料】

1.菌种:普通变形杆菌 18～24 h 琼脂斜面培养物。

2.培养基:普通琼脂平板、0.1% 的石炭酸琼脂平板培养基。

【实验步骤】

1.分别在琼脂平板和 0.1% 的石炭酸琼脂平板的边缘点种变形杆菌,勿将细菌划开。

2.于 37 ℃培养 24 h 后观察菌落有无迁徙现象。

【实验结果】

绘制细菌变异示教平板的图像,观察变形杆菌在两种平板上的生长现象。

【思考题】

分析变形杆菌在两种平板上的生长现象出现差异的原因。

【知识链接】

细菌的变异现象及原因

实验十二 细菌质粒的提取

【实验目的】

1.通过提取细菌的质粒 DNA,掌握共价闭合环状 DNA 的提取方法。

2.了解细菌质粒提取的原理。

【实验材料】

1.试剂:质粒小提试剂盒。

2.器械:1.5 mL 离心管、离心机、电泳槽、电泳仪、移液器、超净工作台、紫外成像仪。

3.样品:大肠杆菌培养菌液。

【实验原理】

细菌中有两种 DNA,即染色体 DNA 和质粒 DNA。质粒 DNA 的提取方法有三种:碱裂解法、煮沸法和去污剂(如 Triton 和 SDS)裂解法。

碱裂解法比较剧烈,可破坏碱基配对,使宿主细胞的 DNA 变性。共价闭合环状 DNA 由于空间缠绕,两条链不会彻底分开,当外界条件达到复性条件时,质粒 DNA 的双链又会迅速恢复原状,而较大的线性染色体 DNA 则难以复性。

当菌体在氢氧化钠溶液和 SDS 溶液中裂解时,蛋白质与 DNA 发生变性,当加入中和液后,质粒 DNA 分子能够迅速复性,呈溶解状态,离心时留在上清中;蛋白质与染色体 DNA 不变性而呈絮状,离心时可沉淀下来。

纯化质粒 DNA 的方法通常是利用质粒 DNA 相对较小及共价闭环两个性质,如氯化铯-溴化乙啶梯度平衡离心、离子交换层析、凝胶过滤层析、聚乙二醇分级沉淀等方法,但这些方法相对较为昂贵或费时。对于少量制备的质粒 DNA,经过苯酚、氯仿抽提,RNA 酶消化和乙醇沉淀等简单步骤,去除残余蛋白质和 RNA,所得的纯化质粒 DNA 已可满足细菌转化、DNA 片段分离和酶切、常规亚克隆及探针标记等要求,故在实验室中常用。

【实验步骤】

1.细菌质粒 DNA 的提取(试剂盒法)

(1)取 1～5 mL 过夜培养的菌液,加入离心管中,离心 3 min(转速大于 8000 r/min,离心加速度 6800 g),尽量吸弃上清液。

(2)向留有菌体沉淀的离心管中加入 250 μL 缓冲液 P1(需提前加入 RNase A),使用移液器或涡旋振荡器彻底悬浮细菌沉淀。

(3)向离心管中加入 250 μL 缓冲液 P2,温和地上下颠倒混匀 4～6 次,使菌体充分裂解,此时菌液应变得清亮黏稠。所用时间不应超过 5 min,以免质粒受损伤。

(4)向离心管中加入 350 μL 缓冲液 N3,立即温和地上下颠倒混匀 4～6 次,此时出现白色絮状沉淀。

(5)13000 r/min 离心 10 min(离心加速度 17900 g),吸取上清液,加入已装入收集管的离心柱(spin column,CM)中,注意不要吸出沉淀。

(6)13000 r/min 离心 30～60 s(离心加速度 17900 g),倒掉收集管中的废液,将实心柱放回收集管中。

(7)向实心柱中加入 700 μL 缓冲液 PW(确认已加入无水乙醇),13000 r/min离心 30～60 s(离心加速度 17900 g),倒掉收集管中的废液,将实心柱重新放回收集管中。

(8)向实心柱中加入 500 μL 缓冲液 PW(确认已加入无水乙醇),13000 r/min离心 1 min(离心加速度 17900 g),倒掉收集管中的废液,将实心柱重新放回收集管中。

(9)13000 r/min 离心 1 min(离心加速度 17900 g),倒掉废液。将实心柱开盖,置于室温下数分钟,以彻底晾干吸附膜上残余的缓冲液 PW。

(10)将实心柱置于一个新的离心管中,向吸附膜的中间部位悬空滴加 50~100 μL 缓冲液 EB,室温放置 1~2 min,13000 r/min 离心 1 min(离心加速度 17900 g),将质粒溶液收集到离心管中。于−20 ℃下保存质粒。

2.质粒的浓度测定、纯度检测和完整性鉴定

(1)浓度测定:

①紫外分光光度法:测定 DNA 溶液在波长 260 nm 处的光吸收值,测得的值乘以稀释倍数再乘以 50,结果即为核酸浓度(单位为 μg/mL)。此法适用于浓度大于 0.25 μg/mL 的核酸溶液的浓度测定。

②Nanodrop 分光光度计定量:取 2 μL 样品到 Nanodrop 分光光度计上进行定量检测。

(2)纯度检测:测定 DNA 溶液在波长 260 nm 和 280 nm 处的光吸收值,正常值应该为 1.8,低于此值表明制备物中留有蛋白质成分,高于此值表明制备物中留有 RNA 成分。

(3)完整性鉴定:

①制胶:称取琼脂糖粉末,置于锥形瓶中,加入 TAE 缓冲液配成 0.8% 浓度的溶液,加热使琼脂糖全部融化于缓冲液中,待溶液温度降至 65 ℃时,立即倒入制胶槽中,插入样品梳。在室温放置 0.5~1 h,待凝胶全部凝后,轻轻拔出样品梳。然后在电泳槽中加入电泳缓冲液,直到没过凝胶为止。

②加样:取 0.5~1 μg 样品,体积为 10~20 μL,加入 1/4 体积的溴酚蓝-甘油指示剂,混匀后小心地加到样品槽中。同时,另取一份已知分子量的标准 DNA 的水解液,在同一凝胶板上进行电泳。

③电泳:维持恒压 100 V,电泳 0.5~1 h,直到溴酚蓝指示剂移动到凝胶底部,停止电泳。

④染色:将凝胶取出,浸入 0.5 mg/mL 的溴化乙啶溶液中,染色 0.5~1 h。染液可反复多次使用。

⑤观察:将凝胶板置于波长 254 nm 的紫外灯下进行观察,DNA 存在的位置呈现橙黄色荧光。如果电泳图谱有"脱尾"现象,表明提取的核酸有一定程度的降解。

【实验结果】

记录所提取质粒的量、纯度和电泳结果。

【注意事项】

1.质粒复制数较低或长度超过 10 kb 时,可以使用更多的菌液,通过二次离心将菌体沉淀收集到同一个离心管中,同时后续所加试剂缓冲液 P1、P2、N3 的量需加倍。所加试剂的量必须能够充分裂解菌体,若菌体过多或裂解不充分都会降低质粒的提取效率。

2.裂解菌液时不要剧烈振荡,以免造成所提质粒中出现基因组 DNA 污染。如果溶液未变得清亮,提示可能菌量过大,裂解不彻底,应减少菌量。

3.缓冲液 N3 加入后应立即充分混匀,避免产生局部沉淀。室温放置时间不宜超过 5 min,以免损伤质粒。

4.注意要将吸附柱中残余的缓冲液 PW 去除,缓冲液 PW 中乙醇的残留会影响后续的生化反应(酶切、PCR 等)。

【思考题】

核酸的存放应该注意哪些事项?为什么?

实验十三 细菌的 PCR 方法鉴定

【实验目的】

1.学习并掌握 PCR 扩增的基本原理与实验技术。
2.掌握相对定量方法。

【实验原理】

聚合酶链反应(PCR)技术的原理类似 DNA 的天然复制过程,其基本操作是在微量离心管中加入适量缓冲液,加入微量模板 DNA、四种脱氧核苷酸(dNTP)、耐热 Taq 聚合酶及一对合成 DNA 的引物,加热使模板 DNA 在高温下(94 ℃)与模板 DNA 互补退火形成部分双链,这是所谓的"退火"阶段。随后,溶液反应温度升至中温(72 ℃),在 Tap 酶的作用下,以四种 dNTP 为原料,引物为复制起点,模板 DNA 的一条双链在解链和退火之后延伸为两条双链,这是延伸阶段。如此反复,在同一反应体系中可以重复高温变性、低温退火和DNA 合成这一循环,使产物 DNA 重复合成,并在这一重复的过程中,前一循环的产物可作为后一循环的模板 DNA 而参与 DNA 的合成,使产物 DNA 的量按指数的方式扩增。经过 30～40 个循环,DNA 扩增即可完成。

相对定量方法可用于对两个样本中的基因表达水平进行比较,确定施加某些因素后基因表达水平的改变。进行相对定量时,对样本中特定 mRNA 的检测是建立在参比样本的基础上的,定量测定的结果通常表示为目标 mRNA/参比样本 mRNA 的比值,在假定靶序列和管家基因两者的扩增效率相同时,可以采用比较阈值法($2^{-\triangle\triangle Ct}$法)进行相对定量。比较阈值法可以直接得到目的基因相对于管家基因的定量结果,而不必绘制标准曲线,简便省时。

【实验材料】

1.试剂:PCR Taqman Master Mix、特异性引物、探针、cDNA(包含 *mecA* 基因、16S rRNA 基因)、无酶无菌水(RNase-free water)、酒精。

2.器械及其他用品:八联管、离心管、实时荧光定量 PCR 仪(ABI Prism 7300)、移液器、吸头。

3.基因:金黄色葡萄球菌的 *mecA* 基因、16S rRNA 基因。

【实验步骤】

1.实验前的准备

(1)用酒精将实验台面擦干净。

(2)分别把实验中要用到的移液器的吸头用酒精擦干净,并拿出相应的移液器吸头放在实验台上。

(3)用冰盒装好冰块,为实验做好准备。

(4)从冰箱中取出实验要用到的试剂,如 PCR Taqman Master Mix、引物 R、引物 F、探针、cDNA、无酶无菌水,放在冰盒的冰上(拿出来的试剂在融化后,在用之前要离心 3～5 s,混匀试剂,并让附着在管壁上的溶液离心到 EP 管底,用完的试剂应及时放回冰箱)。

2.特异性验证 PCR 反应

(1)配制 PCR 反应体系,如表 13-1 所示。

表 13-1　PCR 反应体系

试剂	体积
PCR Taqman Master Mix	10 μL
引物 R	0.4 μL

续表

试剂	体积
引物 F	0.4 μL
探针	1 μL
cDNA	1 μL
无酶无菌水	7.2 μL
总计	20 μL

(2)本实验检测的目的基因是 *mecA* 基因,内参基因选择 16S rRNA 基因。每个 cDNA 样本分别配制两种反应体系:一种加 *mecA* 基因特异性扩增引物,另一种加 16S rRNA 特异性扩增引物。加完后盖上盖子并压紧,然后轻轻甩动,确保管内液体底部没有气泡,管壁上没有挂液体。

(3)将八联管放入事先已经预热 10 min 的 PCR 仪的暗室中,盖上仪器盖子。

(4)设置 PCR 反应参数:先打开 7300 软件,选中反应的孔,设置反应体系为 Taqman 体系,并为每个孔命名,命名要包括所有的信息。按照如表 13-2 所示的 PCR 扩增反应步骤进行程序设置,最后单击"start"后保存所有设置,并命名保存结果所在的文件夹的文件名,文件名要详细标明所有的信息,包括基因种属、基因类型、样本编号、反应体系类型和日期。

表 13-2 PCR 扩增反应步骤

反应步骤		温度	反应时间
初始步骤	AmpErase^R UNG 活化	50 ℃	2 min
	AmpliTaq Gold^R DNA	95 ℃	10 min
PCR 扩增 (45 个循环)	变性	95 ℃	15 s
	退火	60 ℃	15 s
	延伸(收集荧光)	72 ℃	30 s

在本实验中,由软件分析 *mecA* 和 16S rRNA 基因的扩增曲线,得到各实验孔的 Ct 值,分别计算同一 cDNA 样本 2 个复孔的 Ct 均值,并以同一样本中的 16S rRNA 的 Ct 值作为内参,按照下面的公式计算实验组中 *mecA* 基因的相对表达值:

$$2^{-\Delta\Delta Ct}=2^{-\left[(实验组 mecA\ Ct-实验组 16S\ rRNA\ Ct)-(对照组 mecA\ Ct-对照 16S\ rRNA\ Ct)\right]}$$

【实验结果】

完善实验记录,保存 PCR 质粒提取产物。

【注意事项】

1.用移液器加入 1 μL cDNA 时,要在液面下来回吸放 3～4 次混匀后,再把移液器打到最低挡同时向上抽出吸头。

2.在平行加样时,要注意移液器的使用,保证每个管中加入的体积一样。

【思考题】

1.PCR 质粒提取常用的内参有哪些? 内参的选择有什么原则?

2.分析 Taqman 探针法的优点和缺点分别有哪些。

【知识链接】

PCR 技术

实验十四　葡萄球菌的检验(综合性实验)

【实验目的】

1.掌握葡萄球菌的检验程序及检验方法。

2.熟悉葡萄球菌的鉴定与鉴别要点。

3.利用对临床标本中葡萄球菌的鉴定,培养学生综合分析问题及解决问题的能力。

【实验原理】

葡萄球菌为革兰氏阳性球菌,呈葡萄串状排列,在液体培养基中可呈单、双或短链状排列。在固体培养基上,不同的菌株可产生不同的脂溶性色素,如金黄色、白色、柠檬色等。金黄色葡萄球菌在血琼脂平板上可产生 β-溶血现象。

葡萄球菌主要通过形态染色特征、触酶试验、血浆凝固酶试验、新生霉素敏感试验、甘露醇发酵试验等进行鉴定与鉴别。

【实验材料】

1.菌种:金黄色葡萄球菌、表皮葡萄球菌、腐生葡萄球菌。

2.培养基:血琼脂平板、高盐甘露醇平板、高盐卵黄平板、普通琼脂平板、普通肉汤、M-H 平板、O/F 葡萄糖培养基、甘露醇发酵管等生化微量管、含甲苯胺蓝-DNA 琼脂的已打好孔的玻板。

3.试剂:3%的双氧水(新鲜配制)、革兰氏染液、新鲜血浆、生理盐水、0.5 麦氏标准比浊管、无菌液状石蜡、Slidex Staph Plus 乳胶凝集试剂盒、新生霉素药敏纸片等。

4.其他:载玻片、毫米尺或游标卡尺、小镊子、光学显微镜、接种环、酒精灯、无菌棉拭子、小试管(13 mm×100 mm)、培养箱等。

【实验步骤】

葡萄球菌属的检验程序如图 14-1 所示。

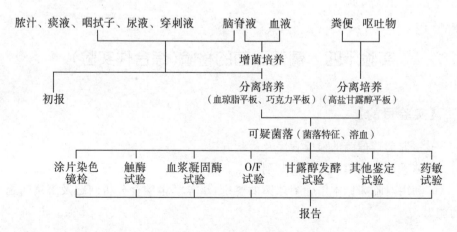

图 14-1　葡萄球菌属的检验程序

1.分离培养

将金黄色葡萄球菌、表皮葡萄球菌、腐生葡萄球菌以分区划线法分别接种于血琼脂平板、高盐甘露醇平板、高盐卵黄平板、普通琼脂平板上,置于 35 ℃的培养箱中,培养 18～24 h 后观察细菌菌落特征。

2.革兰氏染色镜检

挑取平板上的单个菌落少许,进行革兰氏染色镜检。

3.生化与药敏鉴定

(1)触酶试验:挑取平板上的菌落,置于洁净的玻片上,滴加新鲜配制的 3% 的双氧水 1～2 滴,静置,在 1 min 内观察结果。

(2)O/F 试验:分别将金黄色葡萄球菌、表皮葡萄球菌、腐生葡萄球菌各接种到两支 O/F 葡萄糖生化管中,其中一支加入灭菌液状石蜡。全部置于35 ℃的培养箱中,培养 18～24 h 后观察结果。

(3)甘露醇发酵试验:分别将金黄色葡萄球菌、表皮葡萄球菌、腐生葡萄球菌接种于甘露醇微量发酵管中,置于 35 ℃的培养箱中,培养 18～24 h 后观察结果。

(4)凝固酶试验:

①玻片法(测定结合型凝固酶):滴加 1 滴生理盐水于洁净的玻片上,用接种环挑取待检菌一环于生理盐水中,制成浓的菌悬液,无自凝现象。然后加一环家兔血浆(以 EDTA 抗凝兔血浆为最好)混合,10 s 内观察结果。

②试管法(测定游离型凝固酶):用生理盐水将兔血浆或新鲜人 O 型血浆 4 倍稀释后,取 0.5 mL。然后挑取 3～5 个菌落于稀释的血浆中混匀。置于 37 ℃的环境下水浴 3～4 h 后读取结果(若结果不明显可继续观察至 24 h)。试验时应同时采用阳性和阴性对照。

(5)新生霉素药敏试验:分别制备金黄色葡萄球菌、表皮葡萄球菌、腐生葡萄球菌菌液,并校正浊度为 0.5 麦氏比浊管,将菌液均匀涂布于 M-H 平板,贴上每片含 5 μg 新生霉素的纸片,35 ℃培养 16～20 h 后观察结果。

(6)其他鉴定试验(可选):

①商品化乳胶凝集试验(Slidex Staph Plus 乳胶凝集试验):在白色纸板上滴加 Slidex Staph Plus 蓝色乳胶 1 滴,然后用接种环或配有的塑料棒挑取待鉴定葡萄球菌的新鲜培养物与之混匀,立刻观察结果。

②耐热 DNA 酶试验:将待检菌入普通肉汤培养液,置于 100 ℃下水浴

15 min,滴加在含有甲苯胺蓝-DNA 琼脂玻片上已打好的直径为 3 mm 的小孔内,置于 35 ℃培养 1～3 h 后观察结果。

【实验结果】

1.三种葡萄球菌在不同培养基上的生长现象填入表 14-1 中。

表 14-1　三种葡萄球菌在不同培养基上的生长现象

细菌	血琼脂平板	高盐甘露醇平板	高盐卵黄平板	普通琼脂平板	肉汤
金黄色葡萄球菌					
表皮葡萄球菌					
腐生葡萄球菌					

2.三种葡萄球菌的革兰氏染色镜检结果填入表 14-2 中。

表 14-2　三种葡萄球菌的革兰氏染色镜检结果

细菌	染色性	形态	排列
金黄色葡萄球菌			
表皮葡萄球菌			
腐生葡萄球菌			

3.三种葡萄球菌的生化反应结果填入表 14-3 中。

表 14-3　三种葡萄球菌的生化反应结果

细菌	触酶试验	O/F 试验	甘露醇发酵	凝固酶	
				玻片法	试管法
金黄色葡萄球菌					
表皮葡萄球菌					
腐生葡萄球菌					

4.三种葡萄球菌的药敏试验结果填入表 14-4 中。

表 14-4　三种葡萄球菌的药敏试验结果（新生霉素）

细菌	抑菌圈直径/mm	药敏试验结果（S 或 R）
金黄色葡萄球菌		
表皮葡萄球菌		
腐生葡萄球菌		

【注意事项】

1.金黄色葡萄球菌是病原微生物，鉴定操作应在生物安全柜中进行。

2.触酶试验所用的双氧水应临用时配制；勿在平板（尤其是血平板）上进行触酶试验，以免出现假阳性；每次试验时，应以阳性和阴性菌株进行对照。

3.凝固酶试验玻片法结果应在 10 s 内观察；试验菌悬液浓度宜大；试验时不可用高盐培养基上的菌落，否则可能会出现细菌自凝现象，造成假阳性。

4.血浆凝固酶试验试管法观察结果时，应轻轻倾斜试管，不要振动或摇动试管，以防凝块被破坏。培养前 4 h，每 30 min 观察一次，阴性者继续培养至24 h，因有些金黄色葡萄球菌产生的凝固酶量少，培养 24 h 后才能观察到凝固酶活性。

5.玻片法可用于快速筛选，而试管法更为准确，所以玻片法阴性或迟缓凝固时需用试管法证实。

【思考题】

1.葡萄球菌的致病物质有哪些？引起的疾病是什么？

2.临床上常见的耐药菌株有哪些？

【知识链接】

耐甲氧西林金黄色葡萄球菌（MRSA）

实验十五　链球菌的检验(综合性实验)

【实验目的】

1.掌握链球菌属的形态及培养特性,掌握链球菌属的鉴别方法。

2.熟悉链球菌的鉴定依据。

3.应用于临床各类标本中链球菌的分离与鉴定,培养学生综合分析问题的能力。

【实验原理】

链球菌鉴定与鉴别的常用试验包括以下几种:

(1)A群链球菌鉴定:杆菌肽敏感试验。

(2)B群链球菌鉴定:CAMP试验。

(3)D群链球菌鉴定:胆汁七叶苷试验。

(4)肺炎链球菌与甲型链球菌的鉴别:奥普托欣(Optochin)敏感试验、胆汁溶菌试验、菊糖分解试验等。

(5)链球菌快速分群试验:用A、B、D群抗原的免疫血清分别致敏的乳胶颗粒,与具有相应群特异性抗原的链球菌发生间接乳胶凝集反应,可在10 min内对链球菌的抗原性进行分群鉴定。

【实验材料】

1.菌种:A群链球菌、B群链球菌、D群链球菌、肺炎链球菌、甲型溶血性链球菌等。

2.培养基:血琼脂平板、血清肉汤、胆汁七叶苷生化培养基、6.5%的氯化钠肉汤、血液M-H平板等。

3.试剂:新鲜血浆,3%的过氧化氢溶液,10%的去氧胆酸钠溶液,革兰氏染色试剂,A群、B群、D群链球菌乳胶凝集试验试剂,杆菌肽药敏纸片、Optochin药敏纸片。

4.器材:接种环、载玻片、黑色玻璃板、镊子、游标卡尺、酒精灯、光学显微镜、生物安全柜、培养箱等。

【实验步骤】

链球菌属的检验程序如图 15-1 所示。

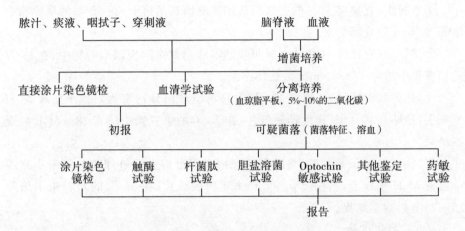

图 15-1　链球菌属的检验程序

1.链球菌培养

(1)分离培养:分别将 A 群、B 群、D 群链球菌,肺炎链球菌,甲型溶血性链球菌分区划线接种于血琼脂平板,置于含 5%～10% 的二氧化碳的环境中,在 35 ℃ 的培养箱中培养 18～24 h 后观察。

(2)血清肉汤培养:分别将 A 群、B 群、D 群链球菌,肺炎链球菌,甲型溶血性链球菌接种于血清肉汤中,置于含 5%～10% 的二氧化碳的环境中,在35 ℃ 的培养箱中培养 1～24 h 后观察。

2.涂片染色镜检

分别取 A 群、B 群、D 群链球菌,肺炎链球菌及甲型溶血性链球菌的培养物进行涂片、革兰氏染色、镜检。

3.生化与药敏鉴定

(1)触酶试验:挑取链球菌的培养物进行触酶试验。

(2)七叶苷分解试验:分别将 A 群、B 群、D 群链球菌接种于胆汁七叶苷生化培养基中,在 35 ℃ 的培养箱中培养 18～24 h 后观察。

(3)菊糖试验:将肺炎链球菌和甲型溶血性链球菌接种于菊糖培养基,在 35 ℃ 的培养箱中培养 18～24 h 后观察。

(4)CAMP 试验:在血琼脂平板上,用金黄色葡萄球菌划种一条直线,再分别将 A 群和 B 群链球菌在距金黄色葡萄球菌接种线 3 mm 处,呈直角接种一短线。用同样的方法接种阴性和阳性对照菌,在 35 ℃ 的培养箱中培养 18～24 h 后观察。

(5)胆盐溶菌试验:

①平板法:直接将 10% 的去氧胆酸钠溶液滴在菌落上,在 35 ℃ 的培养箱中培养 30 min 后观察结果。

②试管法:直接将 10% 的去氧胆酸钠溶液滴在血清肉汤培养物中,在 35 ℃ 的培养箱中培养 15～30 min 后观察结果。

(6)杆菌肽敏感试验:将 A 群、B 群、D 群链球菌分别密集划线于血液 M-H 平板上,粘贴 0.04 U 杆菌肽药敏纸片,在 35 ℃ 的培养箱中培养 18～24 h 后观察结果。

(7)Optochin 敏感试验:将肺炎链球菌和甲型溶血性链球菌分别密集划线于血液 M-H 平板上,粘贴 5 μg Optochin 药敏纸片,在 35 ℃ 的培养箱中培养 18～24 h 后观察结果。

4.乳胶凝集试验

用 A、B 等各群抗原的免疫血清分别致敏的乳胶颗粒,与链球菌进行间接乳胶凝集反应,于 10 min 内观察结果。

【实验结果】

1.链球菌的生长现象填入表 15-1 中。

表 15-1　链球菌的生长现象

细菌	血琼脂平板	血清肉汤
A 群链球菌		
B 群链球菌		
D 群链球菌		
肺炎链球菌		
甲型溶血性链球菌		

2.链球菌的革兰氏染色结果填入表 15-2 中。

表 15-2　链球菌的革兰氏染色结果

细菌	形态	排列	染色性
A 群链球菌			
B 群链球菌			

续表

细菌	形态	排列	染色性
D 群链球菌			
肺炎链球菌			
甲型溶血性链球菌			

3.链球菌的生化反应结果填入表 15-3 中。

表 15-3　链球菌的生化反应结果

细菌	触酶试验	七叶苷试验	菊糖试验	CAMP 试验	胆盐溶菌试验
A 群链球菌					
B 群链球菌					
D 群链球菌					
肺炎链球菌					
甲型溶血性链球菌					

4.链球菌的血清分群结果填入表 15-4 中。

表 15-4　链球菌的血清分群结果

细菌	血琼脂平板
A 群链球菌	
B 群链球菌	
D 群链球菌	

5.链球菌的药敏鉴定结果填入表 15-5 中。

表 15-5　链球菌的药敏鉴定结果

细菌	杆菌肽敏感试验		Optochin 敏感试验	
	抑菌圈直径/mm	结果	抑菌圈直径/mm	结果
A 群链球菌				
B 群链球菌				
D 群链球菌				
肺炎链球菌				
甲型溶血性链球菌				

【注意事项】

1.进行胆盐溶菌试验(平板法)时,应仔细观察消失的菌落是溶菌还是被试剂冲走移位。

2.链球菌快速分群乳胶凝集试验在进行结果判断时,应在 2～10 min 内观察结果,发生乳胶凝集即为阳性。

【思考题】

1.分析 A 群、B 群、D 群链球菌及肺炎链球菌等的形态和菌落特点。

2.常见的链球菌感染性疾病有哪些?分别由何种病原微生物引起?

【知识链接】

抗链球菌溶血素"O"试验

实验十六　铜绿假单胞菌的检验(综合性实验)

【实验目的】

1.掌握铜绿假单胞菌的形态染色、培养特性和菌落特征。

2.熟悉铜绿假单胞菌的主要生化反应。

3.临床上应用的对各类标本中铜绿假单胞菌进行检验的方法。

4.培养无菌观念,预防医院感染的发生。

【实验原理】

铜绿假单胞菌广泛分布于医院环境中,是人体多个部位的正常菌群之一,其感染多见于烧伤、创伤或手术切口等,也见于长期化疗或使用免疫抑制剂的患者。在医院感染中,由其引起的感染约占 10%,但在特殊病房(如烧伤和肿瘤病房)中、各种导管和内镜的治疗与检查室内,该菌的感染率可高达 30%。

　　铜绿假单胞菌为革兰氏阴性杆菌,无芽胞,无荚膜,单端有 1~3 根鞭毛,运动活泼。该菌在普通琼脂平板上可产生绿脓素和荧光素等色素;在血液琼脂平板上的菌落为灰绿色,扁平湿润,边缘不规则,表面有金属光泽,有生姜味,常可见透明溶血环;在麦康克(Mac Conkey)培养平板和 SS 平板上形成细小、无光泽、半透明的菌落。

　　铜绿假单胞菌可以根据菌落特征、色素、特殊气味、菌体形态、氧化酶、氧化发酵(O/F)、靛基质、明胶液化、硝酸盐还原、精氨酸双水解酶产生、脲酶产生、枸橼酸盐利用等进行鉴定。

【实验材料】

　　1.菌种:铜绿假单胞菌。
　　2.培养基:营养琼脂平板、血液琼脂平板、SS 平板、麦康克培养平板、O/F发酵管、硝酸盐培养基、精氨酸双水解培养基、枸橼酸盐培养基、赖氨酸脱羧酶培养基等。
　　3.试剂:氧化酶试剂、革兰氏染色液、鞭毛染色液、生理盐水等。
　　4.器材:光学显微镜、培养箱、载玻片、盖玻片、接种针、接种环、酒精灯、香柏油等。

【实验步骤】

　　1.分离培养及菌落性状观察
　　取铜绿假单胞菌,分别划线接种于营养琼脂平板、血琼脂平板、SS 琼脂平板、麦康克培养平板,35 ℃培养 18~24 h,观察平板上菌落的特征及产生的色素等。
　　2.形态结构观察
　　(1)革兰氏染色镜检:取平板上的铜绿假单胞菌菌落涂片,革兰氏染色镜检。
　　(2)动力检查:取铜绿假单胞菌接种于液体培养基中,35 ℃培养 18~24 h,用压滴法观察细菌动力。
　　(3)鞭毛染色观察:取铜绿假单胞菌的液体培养物涂片进行鞭毛染色,镜下观察细菌鞭毛。

3.生化反应

(1)氧化酶试验:用滤纸条蘸取被检菌落,进行氧化酶试验。

(2)氧化发酵(O/F)试验:取待检菌,接种在两支 O/F 发酵管中,其中一管加灭菌液状石蜡以隔绝空气,验证待测菌的发酵特征;另一管不加液状石蜡,验证待测菌的氧化特征。接种完毕后,置于 35 ℃的环境下培养 18～24 h 后观察结果。

(3)其他生化反应:取铜绿假单胞菌进行靛基质、尿酶产生、枸橼酸盐利用、精氨酸双水解酶产生等试验。

【实验结果】

1.记录铜绿假单胞菌革兰氏染色、鞭毛染色及压滴法检查结果,填入表 16-1 中。

表 16-1　链球菌的生长现象

检查	结果
革兰氏染色	
鞭毛染色	
压滴法	

2.记录铜绿假单胞菌的生长现象,填入表 16-2 中。

表 16-2　铜绿假单胞菌的生长现象

	营养琼脂平板	血琼脂平板	SS琼脂平板	麦康克培养平板
铜绿假单胞菌				

3.记录铜绿假单胞菌的生化反应,填入表 16-3 中。

表 16-3　铜绿假单胞菌的生化反应

生化试验	氧化酶	O/F	吲哚	尿素酶	枸橼酸盐	精氨酸双水解酶
铜绿假单胞菌						

【注意事项】

1.临床分离的菌株中,部分不产生色素,尤其是从痰液中分离的菌落为黏液型铜绿假单胞菌,常不产生色素,但在室温下接种数代后常可恢复典型的菌落特征和产色素能力。

2.对于不产生色素的铜绿假单胞菌,可通过硝酸盐还原试验产生氮气,42 ℃生长情况以及在含 2.0 g/L 的硫酸镉琼脂上的生长情况进行鉴定。

【思考题】

铜绿假单胞菌在培养时有何特点?

实验十七　肠道杆菌的检验(综合性实验)

【实验目的】

1.熟悉常见的肠道杆菌形态及生化反应。
2.掌握细菌的培养及鉴定流程。
3.养成良好的饮食和生活卫生习惯。

一、肠道杆菌的形态观察(示教片)

(一)形态观察

1.材料:大肠杆菌、志贺菌、伤寒沙门菌、变形杆菌革兰氏染色标本片。

2.方法:镜检观察标本片中细菌的形态、排列方式、染色特性等。注意,所观察的细菌均为革兰氏阴性短杆菌,在形态、染色上不容易区别,应注意观察其不同之处。

(二)特殊结构观察

1.材料:变形杆菌的鞭毛染色标本片。
2.方法:镜检观察鞭毛的位置、数量、形态及染色特性。

二、肠道杆菌培养物及主要生化反应的观察(示教片)

(一)肠道杆菌培养物观察

1.材料:大肠杆菌、志贺菌、伤寒沙门菌、变形杆菌生长在 EMB 平板和 SS 平板上的培养物,如表 17-1 所示。

表 17-1　四种肠道杆菌的主要生物学特征

菌名	EMB平板	SS平板	双糖铁（KIA）			动力、吲哚及脲酶（MIU）		
			斜面	底层	H$_2$S	动力	靛基质	尿素
大肠杆菌	菌落较大，呈紫黑色，有金属光泽	菌落较大，呈不透明粉红色	⊕	⊕	－	＋	＋	＋
志贺菌	菌落小，半透明或无色	菌落较小，无色半透明或呈淡黄色	K	＋	－	－	＋/－	－
变形杆菌	菌落圆形，较扁平，无色半透明	菌落圆形，中心呈黑色，较扁平，无色半透明	K	⊕	＋＋＋ ＋/＋	＋	－	＋
伤寒杆菌	菌落较小，半透明或无色	菌落较小，无色半透明或呈淡黄色	K	＋	＋/－	＋	－	－

注：＋表示阳性或分解产酸；⊕表示分解产酸、产气；－表示不分解或阴性；K表示碱性；＋＋＋＋/＋表示产生硫化氢（H$_2$S）的量由＋＋＋＋至＋不等；＋/－表示多数菌株阳性，少数菌株阴性。

2.方法：注意观察菌落的形状、大小、边缘、透明度、颜色及特殊光泽。

（二）肠道杆菌主要生化反应观察

1.材料：大肠杆菌、志贺菌、伤寒沙门菌、变形杆菌生长在 KIA、MIU、IMViC、糖发酵管等培养基中形成的菌落。

2.方法：注意观察四种肠道杆菌在 KIA、MIU、IMViC、糖发酵管等培养基中的生化反应特性（见表 17-1）。

三、血清学试验

（一）玻片凝集试验（定性）

【实验目的】

熟悉玻片凝集试验的原理与结果判断。

【实验原理】

玻片凝集试验的原理与试管凝集试验相同，一般均用于诊断未知抗原，如用已知的免疫血清诊断未知的细菌和血型鉴定等。由于该试验操作方法简便，并具有较高的敏感性和一定的特异性，故迄今为止仍为各实验室所采用。玻片凝集的反应时间短(应在2~5 min出现凝集)，因而对免疫血清的浓度应相应提高(如该免疫血清试管凝集效价在1∶1280以上时，应按照1∶20的比例稀释以作为玻片凝集的抗体最适稀释度)。本实验方法只能用作定性实验。

【实验材料】

1.材料:载玻片、记号笔、接种环、牙签等。

2.试剂:沙门菌属多价血清。

【实验步骤】

1.取洁净载玻片一张，用记号笔划分为两格，做好标记。用接种环以无菌操作方法于第一格内加沙门菌属多价血清1~2环，第二格内加生理盐水1~2环。

2.用接种环取少许可疑病原菌菌落与血清、生理盐水，用牙签分别混合均匀，使其呈乳状液。注意，取菌量不宜过多，使细菌悬液呈轻度乳浊即可。

3.轻轻摇动载玻片，经1~2 min后观察结果，并记录实验报告。

【实验结果】

在数分钟内出现肉眼可见的颗粒状凝集物即为阳性，无颗粒者为阴性。

【注意事项】

1.严格按无菌技术进行操作。

2.注意在使用牙签混合菌落与血清、生理盐水时，一定要更换牙签，避免发生交叉凝集反应。

(二)肥达反应(微量法)

【实验目的】

1.掌握肥达反应的实验原理和主要操作步骤。

2.熟悉肥达反应的结果判断及临床意义。

【实验原理】

肥达反应是一种试管凝集反应，其基本原理是用已知的伤寒杆菌O抗原、

H 抗原和甲型、乙型副伤寒杆菌 H 抗原,与患者的血清进行定量凝集试验,以测定患者血清中有无相应抗体存在,作为诊断伤寒、副伤寒的参考。

　　微量法是近几年来逐渐推广应用的一种方法。历史上,最早的试管凝集试验就是用来诊断伤寒病死亡患者的抗原抗体反应。

【实验材料】

　　1.样本:待检患者血清。

　　2.诊断菌液:包括伤寒杆菌 O 及 H 菌液、甲型副伤寒杆菌(PA)H 菌液、乙型副伤寒杆菌(PB)H 菌液。用前稀释浓度至 1×10^8 CFU/mL,每 10 mL 菌液中加入苯酚复红染液 10 μL 或亚甲蓝染液 50 μL,以便于观察。

　　3.材料:生理盐水、试管、吸管、试管架等。

【实验步骤】

　　1.标记:在塑料板(每排 7 孔,共 4 排)的每排第 1 孔边缘标注抗原名称,如 TH、TO、PA、PB。

　　2.稀释血清:取试管 1 支,加入被检血清 0.4 mL 和生理盐水 1.2 mL 混匀,用 1 mL 吸管吸取经 1∶4 稀释后的血清 0.8 mL,在每排的第 1 孔内各加入 0.2 mL;用另一支吸管吸取生理盐水 0.8 mL,加入剩余血清中进行倍比稀释;混匀后取 0.8 mL 加入每排第 2 孔,各 0.2 mL;如此操作至第 6 孔。注意,此时各管血清的稀释度依次为 1∶4、1∶8 至 1∶128。

　　3.抗原对照:在每排第 7 孔内分别加入生理盐水 0.2 mL,作为抗原对照。

　　4.加入抗原:从标有"H 抗原"这一排的对照孔开始,依次往前加伤寒沙门菌 H 抗原(TH),每孔 0.2 mL;同法在 O 抗原排 7 孔内加入伤寒沙门菌 H 抗原(PA),最后的 H 排加入乙型副伤寒沙门菌 H 抗原(PB)。注意,此时每孔血清又稀释了一倍。

　　5.将塑料板置于微型振荡器上,充分振荡 1 min,使诊断菌液与血清充分混匀,加盖置于 37 ℃的水浴箱内 6 h 或过夜后观察结果,确定凝集效价。

【实验结果】

　　1.抗原对照

　　抗原对照孔若为红色或蓝色菌体沉积于孔底,集中成一个圆点,表明无凝集现象,为阴性反应(一)。

2.凝集强度判定

(1)"＋＋＋＋":最强,上液澄清,有红色或蓝色细颗粒,全部细菌凝集沉于整个孔底,有卷边现象。

(2)"＋＋＋":强,液体稍浑浊,绝大多数细菌凝集,均匀平铺于孔底。

(3)"＋＋":液体较浑浊,约半数细菌凝集,沉于孔底。

(4)"＋":液体浑浊,少数细菌凝集,沉于孔底。

(5)"－":不凝,同抗原对照孔。

3.效价的确定

以出现明显凝集现象达"＋＋"的血清最高稀释度为该血清的凝集效价。注意,此法为微量法,确定血清效价后应扩大10倍以达到试管法的标准。

【正常参考值与临床意义】

1.诊断伤寒的效价(参考值)

(1)正常抗体水平参考值:TH<1∶160,TO<1∶80,PA<1∶80,PB<1∶80;待测血清中抗体的效价高于正常值有诊断意义。

(2)取双份血清进行肥达反应:采取感染早、中期(间隔1～2周)两次血清进行检测,可见抗菌体O抗原与抗鞭毛H抗原的抗体效价逐渐增高,诊断阳性率为70%～90%。肥达反应阴性不能排除伤寒。

2.血清效价与临床意义

(1)O效价升高,H效价正常:伤寒病发病早期或其他沙门菌感染的交叉反应。

(2)O效价正常,H效价升高:不久前患过伤寒、接种伤寒疫苗后或非特异性反应。

(3)O效价升高,H效价升高:伤寒的可能性大。

(4)若单次效价升高,则判断的可靠性差,需进行动态观察;若双份血清效价升高且高于4倍则更具诊断意义。

【注意事项】

1.微量法实验要求对每种溶液的吸取、稀释过程与加样量务必准确,尤其是依次稀释、连续进行的操作过程,更要尽量减少操作误差。

2.观察结果时,应先看对照管(第8管),对照管应无凝集现象。

3.注意比较第1排和第2排凝集现象的区别:O菌液凝集物为致密颗粒状,不易摇起;H菌液凝集物为疏松棉絮状,轻轻摇动易浮起。

【思考题】

有研究认为,沙门菌造成的食源性疾病暴发与生食鸡蛋或其制品有关,为什么?

四、粪便标本肠道致病菌的检测

【实验目的】

1.学会从粪便标本中分离、培养和鉴定病原体。

2.了解医学微生物学主要的研究方法和手段。

3.掌握基本技能和基本原理,牢固树立无菌观念。

【实验器材】

试管架、酒精灯、污物盘、显微镜、锥形瓶、培养皿等实验必备器材。

【实验步骤】

检测粪便标本中肠道致病菌的方法和程序如图 17-1 所示。

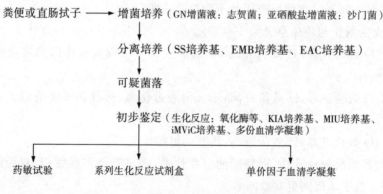

图 17-1   粪便标本肠道致病菌的检测程序

【实验结果】

观察记录粪便标本涂片镜检结果。

【注意事项】

1.选择适当的增菌培养基。

2.标本中杂菌较多,注意做好对不同细菌的生化反应记录。

【思考题】

如果大肠杆菌、伤寒沙门菌、痢疾杆菌混杂在肉汤培养基中,该怎么把它们分离出来,使其各自成为纯培养物?

【知识链接】

肠道杆菌微生物学检查的意义

实验十八　痰液标本的细菌学检验(综合性实验)

【实验目的】

1.掌握痰液标本的细菌学检验程序、检验方法及结果报告。

2.掌握痰液标本中常见致病菌的检验方法及鉴定要点。

3.强化痰液标本的细菌学检验程序及相关微生物学检验操作技能。

4.培养学生关心患者的责任心。

【实验原理】

人类的上呼吸道有正常菌群栖居,而下呼吸道尤其在肺泡中正常情况下几乎是无菌的。正常人无痰或仅有少量泡沫样痰及黏液痰,患气管/支气管炎、肺炎、肺脓肿、肺水肿和非空洞性病变等呼吸系统疾病时,痰量可增多,痰液可呈脓性改变。

患下呼吸道感染性疾病时,组织表面和内部以及生成的分泌物中会存在病原菌。下呼吸道的分泌物经由上呼吸道排出时,易受上呼吸道正常菌群的污染。

引起下呼吸道感染性疾病的病原体种类繁多,而且呼吸道感染性疾病属于临床常见病和多发病,因此相关病原体的检验对临床诊断和治疗呼吸道感染性疾病具有重要的指导意义。

【实验材料】

1.标本:痰液标本。

2.培养基:血平板、巧克力平板、麦康克/中国蓝/伊红-亚甲蓝琼脂平板、微量生化管、M-H平板等。

3.试剂:革兰氏染色液、齐-尼抗酸染色液、无菌生理盐水、0.5麦氏标准比浊管、香柏油、乙醚、各种生化试剂、药物敏感纸片等。

4.器材:载玻片、盖玻片、无菌试管、游标卡尺、小镊子、光学显微镜、接种环、接种针、酒精灯、超净工作台、35 ℃培养箱、二氧化碳培养箱等。

【实验步骤】

痰液标本的细菌学检查程序如图 18-1 所示。

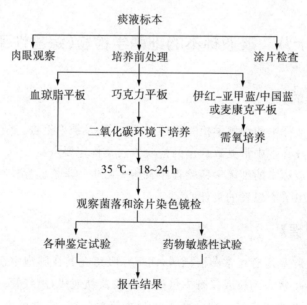

图 18-1　痰液标本的细菌学检查程序

1.直接涂片检查

显微镜直接镜检,判定有无病原菌存在,确定是否适合做细菌培养。

2.痰液标本培养前的处理

(1)痰的洗净:由于痰中有正常菌群,故会影响病原菌的检出,经洗净可减少其中正常菌群的影响。方法是将痰液加入含有 15～20 mL 灭菌生理盐水的试管中,剧烈振荡 5～10 s,用接种环将沉淀于管底的脓痰小片挑起,置于另一试管中,以同样的方法进行操作,最后将剩余的脓痰接种于培养基上。

(2)痰均质化:向痰液内加等量的 1% 的胰酶溶液(pH＝7.6),37 ℃下放置 90 min,即可使痰液均质化。

3.细菌的分离培养

由于痰液中的病原菌种类繁多,除基本分离培养外,尚需特殊培养基和适当的培养环境。分离方法一般有:

(1)血平板:适于分离各类细菌,特别是 β-溶血性链球菌、葡萄球菌、肺炎链球菌等。

(2)巧克力平板:适于在含二氧化碳的环境下分离脑膜炎奈瑟菌、嗜血杆菌等。

(3)TTC 沙氏培养基:适于分离念珠菌及其他酵母菌。

(4)血平板:适于在厌氧环境下分离厌氧菌。

(5)麦康克/中国蓝/伊红-亚甲蓝琼脂平板:适于分离革兰氏阴性杆菌。

(6)罗氏培养基或米氏 7H10 培养基:适于培养结核杆菌。将标本接种于培养基后,置于 35 ℃下培养 18～24 h,观察生长现象。

4.细菌鉴定及药物敏感试验

取菌落涂片,行细菌染色后镜检,根据形态学检查结果,选用合适的生物化学试验及血清学试验对细菌进行鉴定,同时做抗菌药物敏感试验。

5.分析结果及发送报告

综合分析检验结果,填写微生物检验报告单。

【实验结果】

观察、记录痰液标本的检查结果:

1.涂片染色结果记录(填入表 18-1 中)

表 18-1　涂片染色结果

痰液标本涂片染色镜检结果	绘出显微镜下细菌形态图

2.菌落特征与形态检查结果记录（填入表 18-2 中）

表 18-2　菌落特征与形态检查结果

培养及种类	菌落特征	菌落涂片染色结果
血平板		
巧克力平板		
麦康克/中国蓝/伊红-亚甲蓝琼脂平板		

3.细菌鉴定结果记录（填入表 18-3 中）

表 18-3　细菌鉴定结果

生物化学试验		血清学试验（必要时）	
生化试验名称	试验结果	试验名称	试验结果

4.药敏试验结果记录（填入表 18-4 中）

表 18-4　药敏试验结果

药物名称	抑菌环直径/mm	血清学试验（必要时）		
		敏感（S）	中介（I）	耐药（R）

【注意事项】

1.采集痰标本时，要尽量避免正常菌群的污染。标本要及时送检，防止干燥。

2.分离、培养、检出致病菌时，除报告该菌外，同时还要报告正常菌群的情况，以平板上所有生长菌落所占相对比例来推断，可分为大量、中等量、少量和个别。

3.未检出致病菌时，应报告"正常菌群"。

4.严格无菌操作，注意生物安全，特别注意在实训过程中的自我保护，防止感染。

【思考题】

1.痰液标本中,细菌的种类有哪些?其形态、染色及培养有何特点?

2.痰液标本的细菌染色采用了哪些染色方法?

【知识链接】

痰液标本的采集评分标准

实验十九　病毒培养的基本技术

病毒最重要的一个生物学特征是必须在易感的活组织细胞中才能生存,而不能像细菌那样能在无生命的培养基中生长。常用的分离和培养病毒的方法有动物接种、组织(细胞)培养与鸡胚培养等。

一、病毒的生长状况观察

【实验目的】

1.熟悉细胞病变效应(CPE)和包涵体的概念及意义。

2.掌握常见包涵体的形态特征。

【实验原理】

病毒在细胞中生长繁殖的指标分红细胞吸附、干扰现象、细胞病变效应和包涵体四种,这里主要介绍后面两种。其中,细胞病变效应指的是有些病毒在细胞内增殖时可引起细胞发生特有的形态学变化(细胞病变);包涵体(inclusion body)指的是病毒在增殖的过程中,常使寄主细胞内形成一种蛋白质性质的病变结构,在光学显微镜下可见,多为圆形、卵圆形或不规则形,一般是由完整的病毒颗粒或尚未装配的病毒亚基聚集而成,少数则是宿主细胞对病毒感染的反应产物,不含病毒颗粒。

【实验材料】

培养的细胞,包括感染病毒的细胞(即有细胞病变效应的细胞)和正常的细胞。

【实验步骤】

1.细胞病变效应的观察

不同病毒群所产生的细胞病变效应各有不同的特点,依据这一点,可使用光学显微镜观察细胞形态特征的改变,对某些病毒进行初步的识别,如表19-1所示。

表 19-1 某些病毒引起的细胞病变效应

病毒	细胞株	细胞病变特点
腺病毒	人胚肾细胞	细胞变圆、肿大,聚集成葡萄状
肠道病毒	猴肾细胞 人胚肾、肺、心肌细胞	细胞变圆、溶解
麻疹病毒	人胚肾细胞	细胞融合形成多核巨细胞
疱疹病毒	人胚肾细胞	细胞融合形成多核巨细胞
巨细胞病毒	人胚肾细胞	细胞肿大、变圆,融合成巨大细胞
流感病毒	人胚肾、肺细胞	细胞轻微病变,不易观察,可采用红细胞吸附试验
狂犬病毒	人胚肾细胞	细胞轻微病变,不易观察

2.包涵体的观察

包涵体的形态、位置、大小、染色性等会因病毒的不同而有所差别,这在诊断上具有一定的鉴别意义。

(1)巨细胞病毒的包涵体:该病毒在人胚肾、肺细胞中培养增殖后,细胞核内周围会出现一轮"晕"一样的大型嗜酸性包涵体。

(2)狂犬病病毒的包涵体:取患病动物的海马回部脑组织,制成印片或病理切片,经过染色,可以看到在海马回部的神经细胞的细胞质内有圆形或椭圆形的嗜酸性包涵体。

80

(3)麻疹病毒的包涵体:用人胚、肾细胞培养病毒后,在细胞质和核内均会出现形态不规则的嗜酸性包涵体。

二、培养病毒的技术

(一)动物接种技术

1.选择动物的原则

选择容易感染相关病毒的动物,要求动物的年龄、体重尽可能保持一致,必须要健康,而且一定要满足下列培养病毒的条件:

(1)最好使用遗传学相似、个体相差不大且生物学反应一致的动物。

(2)外购的动物必须做临床健康检查或者免疫学检疫,使用前通过隔离喂养观察其是否健康。

(3)符合普通级或者清洁级的实验动物标准的小动物(如家兔、鼠类等)。

(4)选择非免疫或无特定病原体的禽类动物。

2.动物接种的方法

应用最早的分离培养病毒的方法是动物接种,此方法是利用病毒亲嗜性的原理,选择对病毒敏感的动物和适宜的接种途径,用于分离鉴定病毒、培养病毒、制备某些疫苗、诊断抗原,或者研究某些病毒性疾病的发病机制等。

【实验目的】

了解动物腹腔接种和脑内接种病毒的实验途径。

【实验材料】

1.小白鼠腹腔接种法
肠道病毒的悬液、1 mL 无菌注射器、针头、碘酊及酒精棉球等。
2.小白鼠脑内接种法
(1)病毒:流行性乙型脑炎病毒的悬液。
(2)乳鼠:3 周龄乳鼠,体重为 6～8 g。
(3)其他:1 mL 无菌注射器、针头、碘酊及酒精棉球等。

【实验步骤】

1.小鼠腹腔接种法
小鼠腹腔接种法主要用于某些肠道病毒、动物病毒的传代等。

(1)抓取小鼠:右手提起鼠尾,左手拇指及食指捏住小鼠头背部的皮肤(见图 19-1)。翻转鼠体使其腹部向上,把鼠尾和小鼠右后腿夹于小指和环指之间。

(2)接种:接种时,为防止损伤小鼠肠管,可将小鼠后腿抬高,使其头部向下,则其腹腔内肠管即向胸部移位。右手持注射器,针头自小鼠腹股沟处刺入皮下(见图 19-2)。将针头稍竖起并向深部刺进,穿过腹肌进入腹腔,注入标本液 0.5~1 mL(如操作者注射时感到无任何阻力或注入液体后也未见明显隆起,即证明针头已在腹腔内)。拔出针头并移动注射部位局部的皮肤,碘酊擦拭针眼处消毒即可。

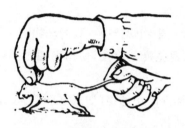

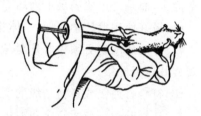

图 19-1 抓取小鼠的操作　　　　　　　　　图 19-2 小鼠腹腔注射

2.小鼠脑内接种法

小鼠脑内接种法适用于脑炎病毒和某些肠道病毒的分离培养及传代。

(1)接种病毒:用碘酊与酒精棉球消毒鼠耳与鼠眼之间的部位,用注射器吸取病毒液,于鼠眼与鼠耳连线中点略偏耳侧的部位刺入硬脑膜下(进针 2~3 mm),感到进针阻力突然消失时,提示已达硬膜下腔,注入乙型脑炎病毒悬液0.02~0.03 mL。注射完毕,在拔出针头的同时将注射部位的皮肤稍向一边推移,以防液体外溢。用碘酊消毒注射部位,将注射器煮沸消毒。

(2)观察记录:逐日观察并记录,经 3~4 天小鼠开始发病,出现食欲缺乏,呈现弓背、脱毛、抽搐等表现,慢慢发展为肢体麻痹、瘫痪,直至死亡。

3.观察和剖检接种病毒后的动物

(3)接种病毒的动物应加强管理。

(4)按照实验目的,每日观察 1~2 次,做好记录。对实验过程中死亡或处死的动物要立即剖检。剖检动物应从皮肤、淋巴结开始直至脑内,都需仔细观察。

(5)按照实验要求,摘取相应的组织、器官或积液进行直接涂片、培养,制备病理切片或电镜标本,也可置于冰箱内冷冻保存。

(6)尸检后的动物尸体及污染物必须彻底消毒处理,防止病毒的扩散与污染。

【注意事项】

1.防止母鼠吃食乳鼠,已接种病毒的乳鼠与母鼠一起喂养时,为防止母鼠嗅到乳鼠身上的碘酊、乙醇异味而吃掉乳鼠,可用乙醇擦拭母鼠鼻部。

2.乳鼠一旦发病应立即移出,避免被母鼠吃掉。

(二)鸡胚培养及病毒的接种技术

鸡胚培养目前主要用于流感病毒的分离培养。病毒的种类不同,接种于鸡胚的部位也不同。实验室常用的鸡胚接种途径有尿囊腔、绒毛尿囊膜、卵黄囊及羊膜腔(羊水囊),如表19-2所示。

表19-2　各类病毒在鸡胚中的适宜生长部位

接种途径	胚龄/天	接种量/mL	常用病毒种类	敏感性
尿囊腔	9~11	0.1~0.2	流感病毒、新城鸡瘟病毒等	++++
绒毛尿囊膜	9~12	0.1~0.5	痘类病毒	+++
卵黄囊	6~8	0.2~0.5	乙脑病毒、立克次体	++++
羊膜腔(羊水囊)	12~14	0.1~0.2	流感病毒、腮腺炎病毒	++++

根据实验目的与要求,应选择最佳的胚龄阶段进行接种,方可取得较为令人满意的结果。

【实验目的】

1.熟悉四种常用的鸡胚接种途径。

2.熟悉鸡胚发育的不同阶段能够接种的病毒种类。

【实验材料】

1.鸡受精卵。

2.毒种:单纯疱疹病毒、流行性乙型脑炎病毒、流感病毒。

3.器材:孵卵箱、检卵灯、卵盘、磨卵器、无菌1 mL注射器、针头、碘酊、剪刀、乙醇、透明胶带、吸管、镊子等。

【实验步骤】

1.鸡胚的选择与孵育

(1)鸡卵的选择:选择新鲜的,10天以内的,蛋壳表面光泽且色浅的来亨鸡受精卵,以确保鸡卵质量一致。

(2)孵育:将鸡卵放入孵卵箱内孵育,气室向上,最适温度为38~39 ℃,相对湿度为40%~70%,空气流通;孵育8天后,每日翻动蛋胚1~2次,以帮助鸡胚匀称发育,同时避免膜组织粘壳。

(3)检卵:鸡卵孵育后4~5天,用检卵灯检视鸡胚发育情况,选出血管清晰、胚影自然运动明显的受精卵,继续孵育;弃去血管模糊不清、鸡胚活动停滞或不能自主运动的鸡卵(可判断其鸡胚濒死或已经死亡)。

2.接种方法

(1)绒毛尿囊腔接种法如图19-3所示。

(2)尿囊腔接种法如图19-4所示。

(3)羊膜腔接种法如图19-5所示。

(4)卵黄囊接种法如图19-6所示。

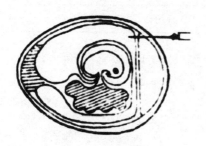

图 19-3 绒毛尿囊腔接种法

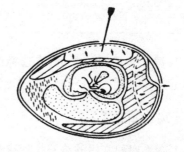

图 19-4 尿囊腔接种法

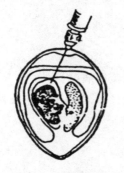

图 19-5 羊膜腔接种法

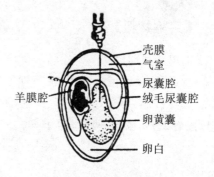

图 19-6 卵黄囊接种法

(三)组织细胞培养技术

【实验目的】

1.熟悉组织细胞培养的操作程序及其特点。

2.认识细胞培养技术中无菌观念和无菌操作技术的重要性。

【实验材料】

1.出生 1 周以内的活乳兔。

2.溶液:Hank's 液、0.25％的胰蛋白酶液、0.5％的水解乳蛋白液、小牛血清、青霉素、链霉素(双抗)、5.6％的碳酸氢钠溶液、RPMI-1640 营养液(含5％～10％的小牛血清)等,相关溶液的配制方法见本书附录四。

3.人胚肺细胞株。

4.无菌吸管、细胞培养瓶、平皿、眼科小剪子和小镊子、橡皮塞、纱布、玻璃珠等。

【实验步骤】

1.原代细胞培养

将动物机体的各种组织从机体中取出,经各种酶(胰蛋白酶)、螯合剂(EDTA)或机械方法处理,分散成单细胞,置于合适的培养基中培养,使细胞得以生存、生长、繁殖,这一过程称为"原代培养"。此处以乳兔肾细胞培养为例,介绍原代细胞培养的方法。

(1)取乳兔肾细胞:将乳兔呈俯卧位放置,无菌操作下取出肾脏,放入平皿中,用 Hank's 液(含抗生素)洗 2 次。

(2)剪取皮质:先剥去肾包膜,再用眼科剪从肾脏表面只剪取皮质,使成 1 mm³ 左右的小块,用 Hank's 液洗 2～3 遍。

(3)消化:将组织块移入培养瓶内,加入约 5 倍的 0.5％的胰酶(pH 值为 7.6～7.8),置于 37 ℃的水浴中消化 15～30 min(需要不时摇动)。吸去胰酶,用冷 Hank's 液洗 2～3 次,以去除残存的胰酶。再加入适量 Hank's 液,1000 r/min离心 10 min,弃去上清。

(4)分散细胞:吸净 Hank's 液后加入营养液,用吸管反复吹打,直至组织块全部成为分散细胞。

(5)计数细胞:吸出 0.1 mL 细胞悬液,加入 0.9 mL Hank's 液,混匀后吸

出少量悬液,滴入血细胞计数板,在低倍镜下按白细胞计数方法计数,按下列公式计算出每毫升液体中的细胞数:

细胞数(/mL)＝4个大方格中的细胞数总数/4×10000×稀释倍数

(6)分装培养细胞:必须经台盼蓝拒染法证明细胞活率在90%以上,方可分装。用营养液调整细胞浓度至$(3\sim5)\times10^5$/mL,分装入细胞瓶内,塞好瓶塞。置于含5%的二氧化碳的培养箱内,37 ℃下静置培养。逐日观察细胞生长情况,24 h内细胞可贴壁,3~5天可长成单层。

2.二倍体细胞株的传代培养

二倍体细胞株是指正常机体组织在体外培养时,能分裂50~100代仍保持其二倍体染色体数目不变的细胞株。二倍体细胞株多数源于胚肺或胚肾等组织,下面以人胚肺二倍体细胞株为例,介绍传代培养的方法。

(1)将已长成单层的人胚肺纤维细胞的生长液倒掉,用Hank's液洗1次。

(2)加入适量的0.1%~0.25%的胰酶液,室温消化1~2 min。

①反放细胞瓶,保持细胞在上面,保留少量胰酶,室温继续消化10~30 min。

②倒掉胰酶液,加入Hank's液(Hank's液是原生长液2/10的量)于细胞瓶中,用吸管吹打,分散细胞。

③用原生长液按原液量的2倍稀释,分装至2个培养瓶中(即1瓶细胞传2瓶),置于37 ℃的环境下,在含5%的二氧化碳的培养箱内培养,2~4天可长成单层,可再传代使用。

(3)传代细胞培养:在体外培养能够无限期地传代,并建立传代细胞系,其传代培养方法同二倍体细胞。

3.病毒标本的接种

选择用以上方法培养的生长良好的培养管细胞,弃去管内的培养液,用Hank's液轻摇混匀,洗涤细胞1~2次。每管接种病毒液或已处理好的标本0.1~0.2 mL,每份接种3~5瓶,35 ℃下培养60 min,使接种液与细胞充分接触,然后再加入维持液0.8~0.9 mL,置于36 ℃的环境中培养,并同时设正常细胞对照瓶。接种后,细胞瓶应逐日镜检,观察有无细胞病变出现。

【实验结果】

病毒易感的细胞或细胞系培养成单层细胞后,即可用于感染病毒。病毒学实验中常用的培养细胞如表19-3所示。

表 19-3　病毒学实验中常用的培养细胞

培养细胞	通用名称	动物来源	组织来源	细胞类型
原代细胞	HEK(人胚肾)	人	胚肾	上皮细胞为主
	MK(猴肾)	猴	肾	上皮细胞为主
	PK(兔肾)	兔	肾	上皮细胞为主
传代细胞株	CE(鸡胚)	鸡	全胚	成纤维细胞
	HeLa	人	宫颈癌组织	上皮细胞
	HDF*	人	胚肺组织	上皮细胞
	HEP-2	人	喉癌组织	上皮细胞
	KB	人	口腔癌组织	上皮细胞
	Vero	非洲绿猴	肾	上皮细胞
	RK-1	兔	肾	上皮细胞
	BHK-21	金黄地鼠	肾	成纤维细胞
	CHO	中国仓鼠	卵巢	成纤维细胞
	A-549	人	肺癌组织	上皮细胞

＊注:包括 WI-138、IMR-90、MRC-5,均来自人胚肺或包皮的二倍体细胞株。

【思考题】

1.病毒的培养方法有哪些?

2.病毒在细胞内生长增殖的征象有哪些? 有何实际意义?

实验二十　流感病毒的血凝与血凝抑制试验(综合性实验)

【实验目的】

掌握病毒血凝试验和血凝抑制试验的原理及基本操作技术。

一、血凝试验

【实验原理】

流感病毒颗粒表面有血凝素(hemagglutinin,HA),能与鸡、豚鼠等动物红细胞表面的血凝素受体结合,从而发生红细胞凝集现象。把一定浓度的鸡红细胞加到待检的鸡胚尿液或羊水中,如出现血细胞凝聚现象,即表示有病毒存在,这种试验称为"血红细胞凝集试验",简称"血凝试验"。

【实验材料】

1.已接种流感病毒的鸡胚。

2.生理盐水、0.5％的鸡红细胞悬液、吸管、血凝反应板、小镊子等。

【实验步骤】

1.经过冰冻的鸡胚用碘酊、乙醇消毒气室部卵壳,用镊子击破消毒过的卵壳,轻轻揭去卵壳并撕去壳膜,在无大血管处穿破绒毛尿囊膜,以无菌吸管吸取尿囊液;如以羊膜腔接种法分离病毒时,则应小心地刺破羊膜,用吸管吸取羊水,放入无菌试管内,待检测。

2.取洁净血凝反应板一块,标记 1～10 号孔,按表 20-1 所示向各孔加入生理盐水,第 1 孔为 0.45 mL,其他各孔均为 0.25 mL。

表 20-1　流感病毒血凝试验加样情况　　　　　单位:mL

孔号	1	2	3	4	5	6	7	8	9	10
生理盐水	0.45	0.25	0.25	0.25	0.25	0.25	0.25	0.25	0.25	0.25
病毒液	0.05	0.25	0.25	0.25	0.25	0.25	0.25	0.25	0.25	弃0.25
稀释度	1:10	1:20	1:40	1:80	1:160	1:320	1:640	1:1280	1:2560	—
0.5％的鸡红细胞	0.25	0.25	0.25	0.25	0.25	0.25	0.25	0.25	0.25	0.25
结果举例	++ ++	++ ++	+++	+++	++	+	+	+	—	—

3.取收获的尿囊液或羊水液 0.05 mL 加入第 1 孔内,按 1:10 的比例稀释,用吸管吹吸,吸出 0.2 mL(1:10)稀释液加入第 2 孔,混匀,从第 2 孔内吸取 0.25 mL 加入第 3 孔,混匀……依次做倍比稀释至第 9 孔,混匀后从第 9 孔中取出 0.25 mL 弃掉。这样,各孔的液体量均为 0.25 mL,从第 1 孔到第 9 孔的病毒稀释度分别为 1:10、1:20、1:40……1:2560,第 10 孔不加病毒液,作为生理盐水空白对照。

4.稀释完毕,每孔加入 0.5％的鸡红细胞悬液 0.25 mL,轻轻摇匀后置于室温下 45 min。

【实验结果】

1.观察结果时要轻拿轻放，首先观察阴性对照管，红细胞应无凝集。

2.观察实验孔，各孔出现的红细胞凝集程度以"＋ ＋ ＋ ＋""＋ ＋ ＋"
"＋ ＋""＋""－"表示：

(1)"＋ ＋ ＋ ＋"表示全部(100％)红细胞凝集，凝集的红细胞均匀地平铺
在孔底，边缘不整齐。

(2)"＋ ＋ ＋"表示大部分(75％)红细胞凝集，平铺在孔底，但尚有少数红
细胞不凝集，而是沉在孔底中心形成一个小红点。

(3)"＋ ＋"表示约有半数(50％)红细胞凝集，在孔底铺成薄膜，面积较小，
不凝集的红细胞在孔底中心聚成小圆点。

(4)"＋"表示只有少数(25％)红细胞凝集，多数不凝集的红细胞在孔底中
心聚成小圆盘状，少数凝集的红细胞散在于小圆盘周围。

(5)"－"表示红细胞不凝集，沉于孔底，呈一边缘整齐的致密圆盘状。

凝集效价:能使红细胞呈"＋ ＋"凝集的病毒最高稀释度为凝集效价，表示
每 0.25 mL 中含有 1 个血凝单位(U)。如上述试验中第 5 孔为"＋ ＋"，则该病
毒悬液效价为 1∶160，即病毒稀释到 1∶160 时，每 0.25 mL 中含 1 个血凝单
位。如果血凝试验阳性，则应做血凝抑制试验以进一步证实，并可确定该流感
病毒的型与亚型。

二、血凝抑制试验

【实验原理】

向流感病毒悬液中加入特异性抗体后，再加入鸡或豚鼠的红细胞，病毒会
失去凝集红细胞的能力，此试验称为"血凝抑制试验"。血凝抑制试验中，若用
已知病毒的抗血清，则可鉴定该病毒的型与亚型。

【实验材料】

1.流感病毒培养后的鸡胚尿囊液(已测定凝集效价，配制成浓度为
4 U/0.25 mL 的液体)。

2.流感患者恢复期的血清(已鉴定型别和抗体效价)、0.5％的鸡红细胞悬
液、生理盐水、吸管、血凝反应板等。

【实验步骤】

1.洁净血凝反应板,取 10 孔做好标记,第 9 孔为病毒抗原对照孔,第 10 孔为血清对照孔。

2.如表 20-2 所示,各孔加入生理盐水,第 1 孔为 0.9 mL,其他各孔均为 0.25 mL。

3.取患者血清 0.1 mL 加入第 1 孔内,按 1∶10 的比例稀释,用吸管吹吸 3 次,混匀后将 0.25 mL(1∶10)稀释液移至第 10 孔作为血清对照,同时再从第 1 孔吸取 0.25 mL 移至第 2 孔……依次进行倍比稀释至第 8 孔,然后从第 1 孔和第 8 孔吸取 0.25 mL 至消毒缸内,使孔内血清量与其他孔一致。

4.按如表 20-2 所示的次序,第 1~9 孔分别加入流感病毒 0.25 mL。

5.第 1~10 孔每孔加入 0.5%的鸡红细胞悬液各 0.25 mL。

6.轻轻摇匀,置于室温下 45 min 后观察结果。

表 20-2　流感病毒血凝抑制试验加样情况　　　单位:mL

孔号	1	2	3	4	5	6	7	8	9	10
生理盐水	0.45	0.25	0.25	0.25	0.25	0.25	0.25	0.25	0.25	0.25
血清	0.05	0.25	0.25	0.25	0.25	0.25	0.25	0.25	0.25	0.25
稀释度	1∶10	1∶20	1∶40	1∶80	1∶160	1∶320	1∶640	1∶1280	病毒对照	病毒对照
流感病毒	0.25	0.25	0.25	0.25	0.25	0.25	0.25	0.25	0.25	0.25
0.5%的鸡红细胞	0.25	0.25	0.25	0.25	0.25	0.25	0.25	0.25	0.25	—
结果举例	++ ++	++ ++	+++	+++	++	+	+	+	—	—

【实验结果】

1.判定各管血细胞凝集的情况,方法与流感病毒血凝试验相同。

2.对照孔第 10 孔应不凝集,第 9 孔应完全凝集,依次观察各实验孔,以能完全抑制红细胞凝集(即不凝集)的血清最高稀释度为血凝抑制效价。如完全抑制到第 4 管,则效价为 1∶80。

【注意事项】

1.胚材料收获前,要将鸡胚置于 4 ℃的冰箱中 6 h 或过夜,使鸡胚冻死而致血液凝固,以免收获时流血影响病毒滴度。

2.获取鸡胚尿囊液时,注意不要触及卵黄囊,以防止卵黄溢出,影响下一步的实验效果。

3.0.5％的鸡红细胞悬液最好现用现配,已发生溶血的红细胞不能使用。

4.病毒抗原的倍比稀释过程中,应确保稀释的准确度,以免影响试验结果的判定。

【思考题】

1.血凝试验的原理是什么?

2.流感病毒的鉴定方法有哪些?

3.鸡胚材料收获前为什么要将鸡胚放入冰箱内?

4.病毒的血凝试验是一种特异性的反应吗?

【知识链接】

流感病毒的生物学性状

实验二十一　痘苗病毒 MVTT-GFP 的接种和滴度测定 （综合性实验）

【实验目的】

1.掌握病毒的稀释、接种和滴度测定的方法。

2.掌握荧光显微镜的使用及维护方法。

【实验原理】

1.痘苗病毒的基本特点

痘苗病毒属于痘病毒科中的正痘属,是有包膜的双链线性 DNA 病毒,有感染力的成熟痘苗病毒呈卵形或砖形,直径为 300~400 nm。痘苗病毒的基因组较大(130~300 kb),能编码 200 个左右的基因和 100 多种多肽。痘苗病毒的基因组可人为地划分为左端、右端和中间区段,其复制所必需的基因(如 DNA 和 RNA 聚合酶、各种转录因子等)主要分布于基因组的中间区段;同时,痘苗病毒基因组的两端也分布着一些基因,如免疫调节因子、宿主范围相关基因等,它们常常是病毒复制非必需的。痘苗病毒的生活周期主要包括病毒的吸附进入、脱壳、基因的表达、DNA 的复制和病毒的组装及释放。目前,越来越多的痘苗病毒株被作为活病毒载体,用于包括艾滋病在内的传染病的疫苗研发中。

2.重组痘苗病毒的构建和外源基因的稳定表达

(1)通过同源重组的方法将绿色荧光蛋白(green fuorescent protein,GFP)基因插入痘苗病毒的特定区域:在穿梭载体 2-GFP 中(见图 21-1),筛选标记基因 GFP 置于痘苗病毒启动子的控制之下。在它的两侧,克隆有来自痘苗病毒的基因序列作为侧翼序列,该侧翼序列来自痘苗病毒天坛株相当于 MVA Del Ⅱ的区域,可使 GFP 基因在同源重组之后插入痘苗病毒的特定区域。进行同源重组时,首先用 Vero 细胞接种野生型痘苗病毒天坛株(MVTT),然后将穿梭质粒 2-GFP 转染入感染了 MVTT 的 Vero 细胞,通过噬斑纯化得到稳定表达 GFP 的重组病毒 MVTT-GFP。

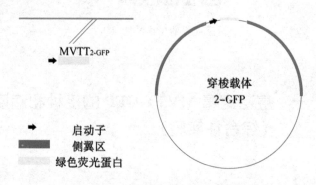

图 21-1　构造改良痘苗病毒 MVTT-GFP 的原理

(2)重组痘苗病毒稳定性鉴定和外源基因表达水平的比较:改良的重组病

毒 MVTT-GFP 需要在 Vero 细胞中连续传代 6 次。将第 1 代和第 6 代的 MVTT-GFP 感染 Vero 细胞,在荧光显微镜下对产生的绿色荧光噬斑进行计数和拍照;然后再对感染的细胞进行免疫染色,对显示病毒感染的噬斑再次进行计数和拍照,与产生绿色荧光的噬斑数进行比较,以确定传代前后重组病毒的纯度,从而了解重组病毒的遗传稳定性。基因表达水平可通过流式细胞术(fuorescent activated cell sorter,FACS)和蛋白质免疫印迹(Western blotting)检测进行比较。

(3)痘苗病毒的滴度测定:在 24 孔板中加入 Vero 细胞,待长至单层后,吸出培养基,加入 10 倍梯度稀释的病毒样品进行病毒的吸附,吸附完成后,从培养板中移去病毒,加入新鲜的半固体培养基培养细胞,待噬斑形成后,用结晶紫进行染色,对细胞中产生的噬斑进行计数,根据噬斑数和稀释倍数计算病毒的滴度(pfu/mL,pfu:plaque formtting unit,噬斑形成单位)。

【实验材料】

1.试剂:DMEM 培养基、2×MEM 培养基、1%的琼脂糖、胎牛血清。

2.仪器:二氧化碳培养箱、荧光显微镜、水浴锅。

3.细胞:猴肾细胞 Vero。

4.病毒:痘苗病毒 MVTT-GFP。

【实验步骤】

1.痘苗病毒 10 倍梯度稀释液的准备及病毒的接种

(1)取 4 个 1.5 mL 离心管,以 1~4 编号后按顺序放在管架上,每管加入 450 μL DMEM 培养基。

(2)取 50 μL 病毒液加入 1 号离心管中,混匀 4~6 次;取 50 μL 病毒稀释液加入 2 号离心管中,混匀 4~6 次;如此重复,依次稀释至 4 号离心管。

(3)将 24 孔板的单层 Vero 细胞弃去培养上清液,按指定的顺序依次每孔加入 200 μL 稀释好的病毒,37 ℃下吸附 60~90 min。

2.接种后细胞的培养

(1)吸附完成后,从培养板中弃去上清液,每孔加入 100 μL PBS。

(2)每孔加入新鲜的半固体培养基 500 μL(2×MEM 培养基和 1%的琼脂糖以 1:1 的比例混匀,培养基含终浓度为 3%的胎牛血清)。

(3)于 37 ℃下,在含 5%的二氧化碳的培养箱中培养 40 h 左右。

3.病毒噬斑的观察、计数和滴度的计算

(1)在荧光显微镜下观察病毒的噬斑。

(2)对细胞产生的噬斑进行计数,根据噬斑数和稀释倍数计算病毒的滴度。

【实验结果】

在荧光显微镜下观察病毒的噬斑,并拍摄病毒噬斑的照片。

【注意事项】

1.测定病毒滴度时,细胞应为单层,密度不易过大,这样更有利于对噬斑的观察。

2.半固体培养基中,琼脂的最终比例为 0.5%。

【思考题】

如何根据噬斑数进行病毒滴度的测定?

实验二十二　HIV-1 感染者体内针对 gp160 膜蛋白的血清抗体滴度的 ELISA 检测(综合性实验)

【实验目的】

1.熟悉 ELISA 检测的原理和操作。

2.掌握酶标仪的操作和使用。

3.进一步认识 HIV 对人体的危害,规范学生的行为。

【实验原理】

1.人类免疫缺陷病毒

人类免疫缺陷病毒(human immunodeficiency virus, HIV)是引起艾滋病(获得性免疫缺陷综合征,acquired immune deficiency syndrome, AIDS)的病原体,它是一种攻击人类免疫系统细胞的慢病毒,属于反转录病毒的一种。HIV 通过攻击人体的 T 淋巴细胞,影响人体免疫系统的正常功能,使机体对各种疾病的抵抗力下降。

gp160 蛋白由 HIV 的结构基因编码,并在宿主细胞内由蛋白酶剪切成

gp120 和 gp41 两种膜蛋白。其中,gp120 在 HIV 侵染细胞的过程中与目标细胞上的 CD4 受体结合;gp41 与 gp120 通过非共价键连接,在 gp120 与 CD4$^+$ 淋巴细胞结合后帮助 HIV 侵入细胞。

由于宿主细胞内会合成大量 gp160,但蛋白酶切割的效率有限,因此在宿主细胞释放复制后的 HIV 的同时,会释放大量的 gp160 蛋白,因此 AIDS 患者体内的免疫系统常常会针对 gp160 产生抗体。

2.ELISA

ELISA 即酶联免疫吸附法(enzyme linked immunosorbent assay),是目前常用的酶免疫测定法,其原理是通过抗原与抗体的特异性反应,以及酶与底物产生的颜色反应来定量测定抗原抗体的结合效率。用于 ELISA 的酶有很多,如辣根过氧化物酶(Hoserndis peroxides,HRP)、碱性磷酸酯酶等。

根据检测对象和操作方法的不同,至少可以将 ELISA 分为以下四种方法:

(1)直接法:直接法是将抗原(抗体)包被于周相载体表面,先加入酶联抗体,形成抗原-抗体复合物,再加入酶对应的底物,测定反应产生的颜色深浅。颜色深浅与待测抗原(抗体)的含量呈正比。

(2)间接法:间接法是目前检测抗体最常用的方法。用间接法进行检测时,首先将抗原结合在载体上,再加入与抗原发生特异性反应的抗体。然后,加入带有由可与第二步加入的抗体结合的抗体(抗原)和酶组成的偶联物,当此偶联物与固相载体上的抗原(抗体)发生反应后,加入酶的对应底物,检测酶与底物发生颜色反应后产生的颜色的深浅。颜色深浅与待测抗原(抗体)的含量呈正比。

(3)双抗体夹心法:对抗体夹心法是目前检测抗原最常用的方法。用双抗体夹心法进行检测时,首先将抗体结合在固相载体上,再加入待测的抗原样品,反应一段时间,使抗原与固相抗体结合,然后加入酶联抗体与抗原结合,最后加入酶对应的底物,通过检测颜色反应的程度,确定样品中抗原的含量。

(4)竞争法:竞争法是通过引入与待测抗原(抗体)竞争结合固态抗体(抗原)的酶标抗原(抗体),使酶与底物发生的颜色反应程度与待测抗原(抗体)含量呈负相关,从而确定样品中抗原的含量。以检测抗原为例,首先将特异性抗体固定于固相载体上,洗涤除去未固定的抗体;随后加入一定量的待测抗原与酶标抗原的混合溶液,保温,使抗原和抗体充分反应、结合,然后洗涤除去未结合的待测抗原和酶标抗原。加入底物显色后,与只加入酶标抗原的进行对照比较,待测样本颜色越浅,说明待测样本中抗原的含量越多。

3.滴度

滴度是一个表述浓度的用词,通常在生物化学、病理学和免疫学中使用。在免疫学中,滴度是指通过血清学方法能显示一定反应的抗体或抗血清的最高稀释倍数,如终点稀释度为100,则血清的效价(每1 mL血清中的抗体效价)为100抗体单位。

【实验材料】

1.试剂:gp160膜蛋白、HIV-1感染者血清、HRP-兔抗人IgG抗体。

(1)包被液(Na$_2$CO$_3$ 0.15 g,NaHCO$_3$ 0.293 g,加蒸馏水稀释至100 mL,pH值为9.6)。

(2)封闭液:0.5%的BSA PBS溶液。

(3)稀释液(PBS溶液)。

(4)洗涤液(同稀释液)。

(5)邻苯二胺溶液(6.1 mL 0.1 mol/L的柠檬酸溶液,6.4 mL 0.2 mol/L的Na$_2$HPO$_4$·12H$_2$O溶液,8 mg邻苯二胺,12.5 mL蒸馏水配制而成;临用前加入30%的过氧化氢溶液40 μL)。

(6)终止液(2 mol/L的H$_2$SO$_4$溶液)。

2.仪器:恒温培养箱、酶标仪、多道移液器。

【实验步骤】

1.包被抗原:用包被液将gp160溶液稀释至5 μg/mL(抗原含量一般为每孔0.1~10 μg),在96孔板2~10列每列B~G孔每孔加入100 μL稀释后的溶液,在37 ℃下孵育1 h。

2.洗涤:倒净96孔板中的液体,每孔加200 μL洗涤液,用排枪吹吸、洗涤3次。最后,将96孔板倒置在吸水纸上,使孔中的洗涤液流尽。

3.封闭:每孔加封闭液200 μL,在37 ℃下孵育1 h。

4.加被检血清:用稀释液将待测血清稀释至1:400,于B2~D2、B11~D11孔每孔加入300 μL稀释后的待测血清。于3~11列每孔加入150 μL稀释液,用多道移液器从B2~D2孔吸取150 μL液体,加入B3~D3孔,吹吸数次,稀释混匀,得到1:800稀释的待测血清。取1:400稀释的待测血清加入B5孔,重复以上步骤至D9孔,稀释得到1:51200稀释的待测血清。于B9~D9孔吸弃150 μL稀释后的待测血清。在37 ℃下孵育1 h,加样方法如表22-1所示。

表 22-1　被检血清稀释法

	1	2	3	4	5	6	7	8	9	10	11	12
A												
B		1∶400	1∶800	1∶1600	1∶3200	1∶6400	1∶12800	1∶25600	1∶51200	无血清	无抗原	
C		1∶400	1∶800	1∶1600	1∶3200	1∶6400	1∶12800	1∶25600	1∶51200	无血清	无抗原	
D		1∶400	1∶800	1∶1600	1∶3200	1∶6400	1∶12800	1∶25600	1∶51200	无血清	无抗原	
E												
F												
G												
H												

5.洗涤:倒净 96 孔板中的液体,每孔加 200 μL 洗涤液,用排枪吹吸、洗涤 3 次。最后,将 96 孔板倒置在吸水纸上,使孔中的洗涤液流尽。

6.加二抗:每孔加入 200 μL HRP-兔抗人 IgG 抗体,在 37 ℃下孵育 1 h。

7.洗涤:倒净 96 孔板中的液体,每孔加 200 μL 洗涤液,用排枪吹吸、洗涤 3 次。最后,将 96 孔板倒置在吸水纸上,使孔中的洗涤液流尽。

8.加底物:每孔加入 200 μL 邻苯二胺溶液,室温下避光反应 5 min。

9.加终止液:每孔加入 50 μL 终止液。

10.测定结果:用酶标仪记录波长 490 nm 下的读数。

【实验结果】

记录酶标仪 A490 读数,计算 gp160 膜蛋白的血清抗体滴度。

【注意事项】

1.严格按照说明书的要求,按规定的量、顺序、温度、温育进行操作。

2.显色剂避免在空气中暴露时间过长,加显色剂时尽量避免溅出孔外。

3.显完色后应及时终止,加终止液时要避免出现气泡。

【思考题】

1.封闭的目的是什么? 略去此步骤对实验结果会有怎样的影响?

2.分析 ELISA 检测中产生假阳性的原因。

【知识链接】

认识 ELISA 检测技术

实验二十三　新型冠状病毒核酸检测(综合性实验)

新型冠状病毒核酸检测是检测是否感染新型冠状病毒的重要手段,主要通过采集患者的鼻咽拭子、痰液、血液等,利用聚合酶链式反应(PCR)技术明确样本中是否存在新型冠状病毒。该检测方法具有简便、快速的特点,是目前确诊是否患新型冠状病毒肺炎的无创诊断"金标准"。

【实验目的】

1.熟悉新型冠状病毒核酸检测的标本采集及实验流程。

2.掌握 PCR 技术的操作流程。

3.培养学生关注公共卫生的品质,加强个人防护意识。

【实验原理】

新型冠状病毒(SARS-CoV-2)属于 β 冠状病毒属(Betacoronavirus),该病毒是蛋白包裹的单正链 RNA 病毒,寄生和感染高等动物(包括人)。病毒中的特异性 RNA 序列是区分该病毒与其他病原体的标志物,如疑似患者样本中能检测到新型冠状病毒的特异性核酸序列,则可认为该患者可能被新型冠状病毒感染。

新型冠状病毒常用的核酸诊断方法有两种:病毒核酸特异性基因检测和病毒基因组测序。最常见的检测新型冠状病毒特异性核酸序列的方法是荧光定量 PCR。由于新型冠状病毒是 RNA 病毒,故试剂盒检测基本都采用反转录加实时聚合酶链式反应法(RT-PCR),扩增病原体的核酸(RNA),同时通过荧光探针实时检测扩增产物。在 PCR 反应体系中,包含一对特异性引物以及一个 Taqman 探针,该探针为一段特异性寡核苷酸序列,两端分别标记了报告荧光基团和淬灭荧光基团。探针完整时,报告荧光基团发射的荧光信号被淬灭荧光基团吸收;如反应体系存在靶序列,则进行 PCR 反应时探针与模板结合,DNA 聚合酶沿模板利用酶的外切酶活性将探针酶切降解,报告荧光基团与淬灭荧光基团分离,发出荧光。每扩增一条 DNA 链,就有一个荧光分子产生。荧光定量 PCR 仪能够检测出荧光到达预先设定阈值的循环数(Ct 值),该值与病毒核酸浓度有关,病毒核酸浓度越高,Ct 值越小。不同的生产企业会依据自身产品的性能确定产品的阳性判断值。

【实验材料】

1.试剂盒:新型冠状病毒诊断试剂盒。

2.标本:鼻拭子、咽拭子、鼻咽抽取物或呼吸道抽取物、深咳痰液、支气管灌洗液、肺泡灌洗液等,消化道标本包含粪便及肛拭子,血液标本包含全血及血清。

【实验步骤】

1.标本采集(以咽拭子检查为例)

(1)被检者保持坐位,面对采集者,尽量平静心情,消除紧张情绪,取下口罩,并按照采集者的要求尽量张开嘴,头稍向后仰。

(2)采集者在被检者做好准备后,将准备好的棉拭子自被检者口腔向咽部深处插入,此时被检者应配合采集者发出"啊"的声音,持续 10 s 左右,采集者在被检者咽部后壁擦拭采集标本。

(3)采集完毕,被检者应佩戴好口罩后离开。

(4)采集者将标本封存送往实验室,由检验科技师进行样本核酸检测。

2.根据试剂盒说明书,进行荧光 PCR 核酸检测,对提取物进行荧光 PCR 扩增反应,需要 70～80 min(参见实验十三)。

【实验结果】

1.阳性:PCR 扩增后显示出新冠病毒核酸片段,则判定样本和被检者体内可能存在该病毒,并且具有传染性。

2.阴性:被检者的样本中未检出新型冠状病毒。

【注意事项】

1.采集样本时,使用无 RNA 酶的拭子和无 RNA 酶的储存管,并尽快进行检测。

2.检查完毕,被检者应尽快离开检查场所,避免停留。

3.结果明确前,疑似患者需在医院隔离区暂时隔离或进行自我隔离。

【思考题】

荧光定量 PCR 检测技术还适用于哪些疾病的诊断?

【知识链接】

乙型肝炎病毒 DNA 的定量检测

实验二十四　酵母菌的形态观察

【实验目的】

1.学习并观察酵母菌的形态及出芽生殖方式。
2.学习区分酵母菌死细胞和活细胞的试验方法。
3.学习酵母菌子囊孢子的观察方法。
4.掌握酵母菌的一般形态特征及其与细菌的区别。

【实验原理】

酵母菌是单细胞真核微生物,大小通常比常见的细菌大几倍甚至十几倍。酵母菌的菌落形态(见图 24-1)与细菌相仿,但由于酵母菌细胞比细菌大,且细胞间隙含水量较少,不能运动,故其菌落较大、较厚,外观较稠、不透明,菌落颜色多为乳白色或矿烛色。多数酵母以出芽的方式进行无性繁殖(见图 24-2),也有的行分裂繁殖。酵母菌的有性生殖是通过接合产生子囊孢子。

亚甲蓝是一种无毒性的染料,氧化型呈蓝色,还原型呈无色。酵母菌的活细胞新陈代谢作用较强,有较强的还原能力,能使亚甲蓝由蓝色的氧化型变为无色的还原型;而死去的酵母菌细胞或代谢作用较弱的衰老酵母菌细胞则呈蓝色或淡蓝色,借此即可对酵母菌的死细胞和活细胞进行鉴别。

子囊孢子是子囊菌类真菌有性生殖产生的有性孢子。在酵母菌中,能否形成子囊孢子及其形态是酵母菌分类鉴定的重要依据之一。麦氏培养基有利于面包酵母子囊孢子的产生。子囊孢子壁厚,不易染色,亦不易脱色,可采用芽胞染色法染色观察。酵母菌的子囊孢子呈绿色,而子囊壁和营养细胞呈红色(见图24-3)。

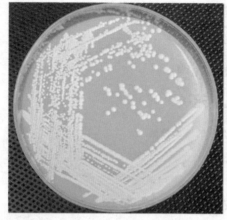
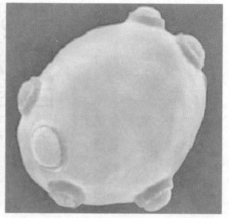

图 24-1　酵母菌的菌落特征　　　　图 24-2　酵母菌的出芽繁殖

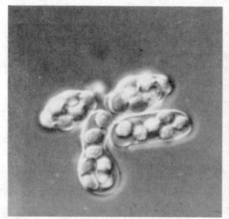
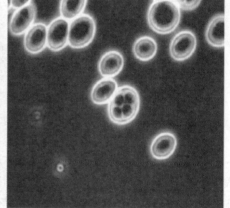

图 24-3　酵母菌的子囊孢子

【实验材料】

1.菌种:啤酒酵母、面包酵母。

2.培养基:豆芽汁斜面、麦氏培养基。

3.溶液或试剂:0.1%的亚甲蓝染液、5%的孔雀绿水溶液、0.5%的番红水溶液、95%的乙醇。

4.仪器及其他用具:接种环、酒精灯、载玻片、盖玻片、显微镜等。

【实验步骤】

1.水浸片法观察酵母菌的死细胞和活细胞(啤酒酵母)

(1)取一片洁净的载玻片,在其中央滴 1 滴 0.1％的亚甲蓝染液。

(2)将接种环在酒精灯上烧灼灭菌,冷却后蘸取少量平板培养物中的酵母菌,放在染液旁轻轻混匀。

(3)用镊子夹取一片盖玻片,先将盖玻片的一边与菌液接触,然后慢慢将盖玻片放下,使其盖在菌液上。

(4)将制好的片放置约 3 min 后再次镜检并对照,先用低倍镜,然后用高倍镜观察酵母菌的形态和出芽情况,并根据颜色来区别死细胞和活细胞。

(5)染色约 30 min 后再次进行观察,注意死细胞数量是否增加。

(6)绘图说明所观察到的酵母菌的形态特征。

概括步骤如下:

滴加染液→涂片→加盖玻片→3 min 后镜检→30 min 后再次镜检

2.子囊孢子的观察(面包酵母)

(1)菌种的活化:使用接种环挑取少许面包酵母菌种,接种到新鲜豆芽汁斜面上,于 25～28 ℃的培养箱中培养 24 h,连续转接种 3 次。

(2)产孢培养:最后一次接种到麦氏琼脂斜面上,置于 25～28 ℃的培养箱中培养 1 周。

(3)涂片:取清洁载玻片一张,在其中央滴半滴生理盐水,挑取少量菌苔与生理盐水混匀。

(4)干燥:室温下自然晾干或电吹风吹干。

(5)固定:将干燥后的涂片通过火焰上方 3 次,固定酵母菌。

(6)染色:加 5％的孔雀绿水溶液于涂片上,染色 3 min,水洗。

(7)脱色:使用 95％的乙醇脱色 30 s,立即水洗。

(8)复染:将 0.5％的番红水溶液滴加在菌膜上,复染 30 s 水洗,不要直接冲洗菌膜。

(9)干燥:室温下自然晾干、电吹风吹干或吸水纸吸干。

(10)镜检:先使用低倍镜观察,找到物像后再使用油镜进行观察。

(11)制作亚甲蓝水浸片,观察面包酵母。

【实验结果】

1.绘制水浸片法观察到的酵母菌死细胞和活细胞(啤酒酵母,见图 24-4)。

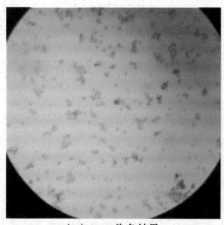

（a）3 min染色结果　　　　　　　　（b）30 min染色结果

图 24-4　啤酒酵母菌染色结果

2.绘制子囊孢子染色结果,如图 24-5 所示,子囊孢子呈绿色,菌体和子囊呈粉红色。

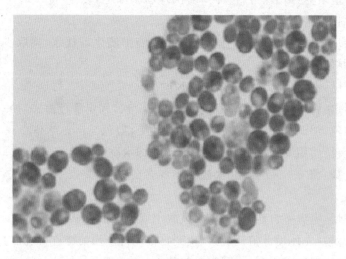

图 24-5　子囊孢子染色结果

3.绘制水浸片法子囊孢子的观察结果,如图 24-6 所示。

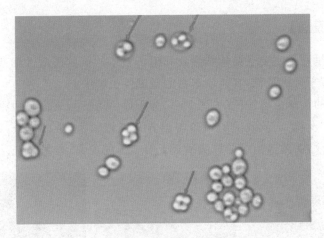

图 24-6　水浸片法子囊孢子的观察结果

【注意事项】

1.使用接种环将菌体与染液混合时不要剧烈涂抹,以免破坏细胞。

2.滴加染液的量要适中,否则用盖玻片覆盖时,染液过多会溢出,过少则会产生大量气泡。

3.盖玻片要缓慢倾斜覆盖,以免产生气泡。

【思考题】

1.在显微镜下,酵母菌有哪些区别于一般细菌的突出特征?

2.如何区别酵母菌的营养细胞和释放出子囊外的子囊孢子?

实验二十五　放线菌、霉菌的形态观察

【实验目的】

1.学习掌握观察放线菌、霉菌形态的基本方法。

2.加深理解放线菌、霉菌的形态特征。

3.培养学生养成良好的卫生习惯。

【实验原理】

放线菌是一类主要呈菌丝状生长和孢子繁殖的革兰氏阳性细菌,陆生性较强,广泛分布于含水量低、有机质丰富的微碱性土壤中。

放线菌的菌落形态特征(见图 25-1)为干燥、不透明,表面呈致密丝绒状,上有一层彩色"干粉"。放线菌的菌落与培养基连接紧密,难以挑取,菌落正反面颜色也不一致,在菌落边缘的琼脂平板上有变形的现象,有泥腥味。

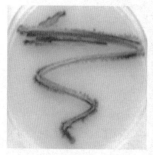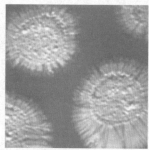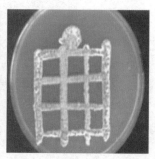

图 25-1　放线菌菌落形态特征

霉菌的菌丝和孢子比放线菌的粗得多,菌落(见图 25-2)较大,质地疏松,外观干燥,不透明,菌落与培养基间连接紧密,不易挑取,菌落正反面边缘与中心的颜色、构造通常不一致,有霉味。霉菌菌丝的孢子较大,在低倍镜下即可清晰地观察到有隔菌丝、无隔菌丝、孢子及巨大的孢子囊(见图 25-3)。

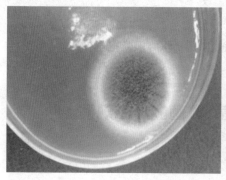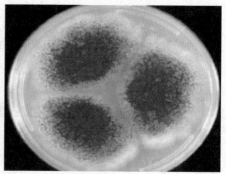

图 25-2　霉菌菌落形态特征

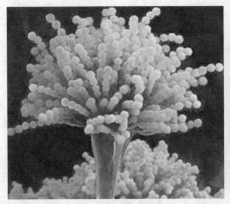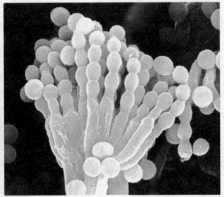

图 25-3　霉菌孢子囊

【实验材料】

1.放线菌培养物:链霉菌 4 天的培养物。

2.黑曲霉 4 天的平面培养物。

3.其他:显微镜、载玻片、接种环、解剖刀、酒精灯、镊子、酒精、蒸馏水等。

【实验步骤】

1.放线菌孢子丝形态的观察(插片法)

(1)融化高氏 1 号培养基,冷却至 50 ℃倒入平板,平板要厚一些,以利于插片。接种、插片、培养。

(2)染色:用镊子小心地取出盖玻片,并将其背面附着的菌丝体擦干净,用 0.05％的亚甲蓝染液染色 1 min 后水洗,然后将盖玻片无菌丝体的面放在载玻片上。

(3)镜检:晾干后,用油镜观察孢子丝的形态特征。

2.霉菌的形态观察

(1)在载玻片上滴加 1 滴 0.05％的亚甲蓝染液。

(2)用解剖针或镊子从霉菌菌落底部小心挑取少量已经产孢子的霉菌菌丝。

(3)将菌丝放在载玻片上的染液中,用解剖针小心地将菌丝分开。

(4)盖上盖玻片,置于低倍镜下观察,必要时换高倍镜(不用油镜)。

【实验结果】

1.绘制放线菌孢子丝的形态,如图 25-4 所示。

2.绘制霉菌的形态,如图 25-5 所示。

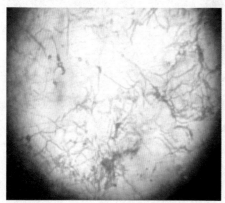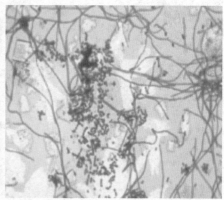

图 25-4　放线菌孢子丝的形态

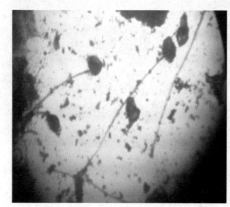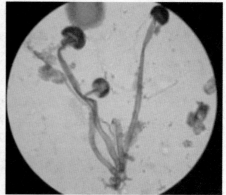

图 25-5　霉菌的形态

【注意事项】

1.染色水洗时水流要缓,以免破坏孢子丝的形态。

2.用镊子取菌和用解剖针分散菌丝时要细心,尽量减少菌丝断裂及形态破坏,盖盖玻片时要避免产生气泡。

【思考题】

列表说明在显微镜下,细菌、放线菌和霉菌的主要区别是什么?

第三章　医学免疫学实验

　　医学免疫学实验是医学免疫学教学的重要组成部分,其实验内容主要包括基础性免疫学实验,如凝集反应、沉淀反应、免疫标记技术等,保留了一些经典的免疫学实验,增加了部分综合性实验,并选择了目前临床和科研工作中应用比较广泛,相对易学、易开展的现代免疫学实验。

　　本章以培养学生的医学免疫学基本实验技能为原则,实验项目包括对体液免疫的抗原、抗体、细胞因子等物质的检测,也包括对吞噬细胞、T细胞进行功能测定的相关实验,旨在进一步加强学生对理论知识的理解。通过综合对不同疾病诊断指标的分析,可以进一步培养学生关爱患者的大医精神。

实验二十六　溶菌酶溶菌实验

【实验目的】

熟悉溶菌酶作为固有免疫分子的作用原理,并掌握相关测定方法。

【实验原理】

溶菌酶(lysozyme)能溶解革兰氏阳性细菌,是一种小分子碱性蛋白酶,主要由吞噬细胞合成并分泌。根据溶菌酶的生物化学结构特点或作用底物,又将其称为"N-乙酰胞壁质聚糖水解酶"(N-acetylmuramide glycanohydrlase)或"胞壁质酶"(muramidase)。

在合适的条件下(pH值为10.5~11.0),溶菌酶可牢固地结合到细菌细胞壁上,并以细菌细胞壁上的肽聚糖为底物,破坏细菌细胞壁结构,使细菌溶解死亡。

溶菌酶属于固有免疫分子,分布广泛,包括机体组织、体液和分泌液,其中泪液中含量最高(为血清的 $100\sim150$ 倍,血清中含量极低)。患不同的疾病时,溶菌酶含量会有不同程度的变化。

本实验以枯草芽胞杆菌为作用底物,对溶菌酶的溶菌作用进行检测。

【实验材料】

1.器材:无菌平皿、镊子、滤纸片(或打孔器)、酒精灯等。
2.试剂:标准溶菌酶(1 ng/mL)、生理盐水、琼脂粉、枯草芽胞杆菌菌液、唾液等。

【实验步骤】

1.配制含枯草芽胞杆菌的 2.5%的琼脂平皿

称取 2.5 g 琼脂粉,溶于 100 mL 生理盐水中,加热使其完全溶解。将 5 mL枯草芽胞杆菌悬液和 5 mL 2.5%的琼脂盐水迅速混匀,倒入无菌平皿,平放至完全凝固。

2.加样

设置实验对照组及样本组,阳性对照为标准溶菌酶,阴性对照为生理盐水,样本为唾液。

将无菌圆形滤纸片分别蘸取对照及样本(注意,滤纸片必须完全浸透),如图 26-1 所示贴于平皿表面(或按图所示,用打孔器在琼脂表面打孔,挑去孔内的琼脂,再用毛细滴管将对照及样本加入孔内)。

3.培养

置于 37 ℃的培养箱内,18~24 h 后观察结果。

【实验结果】

观察滤纸片或孔周围是否发生变化。如果出现如图 26-2 所示的透明圈,即为溶菌环。测量溶菌环直径大小,绘制标准曲线(溶菌酶含盘-溶菌环直径),测定样本中溶菌酶的含量。

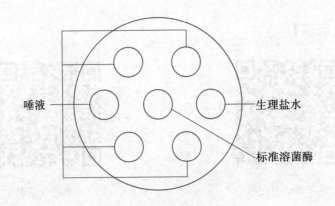

图 26-1　溶菌酶实验示意图

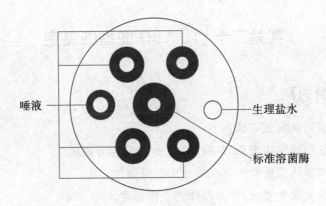

图 26-2　溶菌环示意图

【注意事项】

　　1.每次操作时,平皿盖都不要完全打开,以避免空气中的细菌落入,影响实验结果观察。

　　2.滤纸片被完全浸透的量要适合,过多过少都不宜。每次取样都要将镊子烧灼灭菌并冷却,避免交叉污染影响实验结果。

　　3.定量检测时,要在同一平皿上备有标准品,制备标准曲线进行对照,然后才能计算样本的溶菌酶含量,以减少实验误差。

【思考题】

该实验的原理与药敏试验有什么区别?

111

【知识链接】

溶菌酶试剂配制

标准曲线绘制

实验二十七　ABO 血型的鉴定

【实验目的】

1.学习辨别血型的方法。

2.观察红细胞凝集现象,掌握 ABO 血型鉴定的原理。

3.通过实验认识血型鉴定在输血中的重要性。

4.结合输血安全事故,培养严谨的工作态度。

【实验原理】

血型(blood group)通常指红细胞膜上特异性抗原的类型。根据红细胞上有无 A 抗原或(和)B 抗原,可将血型分为 A 型、B 型、AB 型和 O 型四种。可利用红细胞凝集试验准确鉴定 ABO 血型,即用已知抗 A 和抗 B 分型血清来测定红细胞上有无相应的 A 抗原或(和)B 抗原。红细胞凝集反应的本质是抗原-抗体反应(见表 27-1)。

表 27-1　ABO 血型系统的抗原和抗体

血型		红细胞上的抗原	血清中的抗体
A 型	A1	A+A1	抗 B
	A2	A	抗 B+抗 A1
B 型		B	抗 A

续表

血型		红细胞上的抗原	血清中的抗体
AB 型	A1B	A+A1+B	无抗 A,无抗 A1,无抗 B
	A2B	A+B	抗 A1
O 型		无 A,无 B	抗 A+抗 B

输血原则：

(1)当给人体输入血型不相容的血液时,在血管内会发生红细胞凝集反应,而且在补体的作用下,凝集的红细胞破裂,发生溶血反应,甚至会危及生命。因此,血型鉴定是安全输血的前提。

(2)即使在 ABO 系统血型相同的人之间进行输血,输血前也必须进行交叉配血试验(cross-match test),如图 27-1 所示。

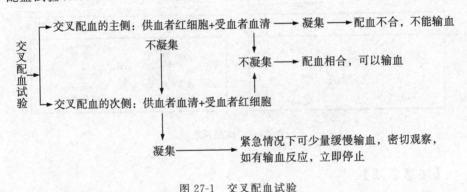

图 27-1　交叉配血试验

【实验材料】

消毒采血针、载玻片、消毒牙签、记号笔、标准抗 A 和抗 B 血清、75％的乙醇、碘伏、消毒棉签等。

【实验步骤】

1.取清洁载玻片一张,用记号笔分为两格,分别标记为"抗 A"和"抗 B"(可用记号笔标记)。

2.将标准抗 A 和抗 B 血清各 1 滴,分别滴在相应标记部位的中央处。

3.用碘伏消毒指端或耳垂,再用 75％的乙醇脱碘。

4.待乙醇挥发后,用消毒采血针刺破皮肤取血。

5.用消毒牙签蘸取少许血液与标准抗 A 血清充分混合,用另一根消毒牙签蘸取少许血液与标准抗 B 血清充分混合。

6.过 10～15 min 后,用肉眼观察有无凝集现象,根据有无凝集现象来判断血型。

【实验结果】

如两者均发生凝集则血型为 AB 型,均不凝集则血型为 O 型,标准抗 A 血清凝集而标准抗 B 血清不凝集则血型为 A 型,标准抗 A 血清不凝集而标准抗 B 血清凝集则血型为 B 型(见图 27-2)。

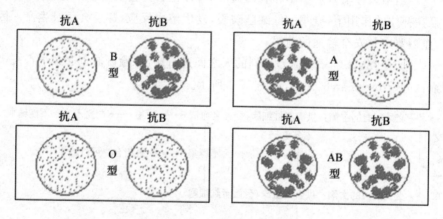

图 27-2　血型判断

【注意事项】

1.实验用具要严格消毒,切勿污染,消毒采血针应一人一针。

2.牙签蘸取血液切勿过多,以防止在血清中形成团块,影响判断结果。

3.使用两根牙签,不要用同一根牙签的一端同时在标准抗 A 血清和标准抗 B 血清中搅拌。

4.注意区别凝集现象与红细胞叠连。发生红细胞凝集时,肉眼观察呈朱红色颗粒,且液体变得清亮。

5.标准血清质量应符合要求,用完后应放在冰箱内保存,以免细菌污染。如出现混浊或变色则不能使用。

【思考题】

1.在操作过程中该如何注意无菌操作?

2.输血反应属于哪一型超敏反应?其防治原则是什么?

【知识链接】

Rh 血型概述及其鉴定　　　交叉配血的目的及临床意义　　　临床输血原则

实验二十八　间接凝集反应

【实验目的】

1.掌握间接凝集试验的原理与方法。

2.熟悉凝集反应的分类。

3.明确间接凝集反应的意义。

【实验原理】

颗粒性抗原(如细菌、细胞)与相应的抗体特异性结合后,在适当的电解质环境中形成肉眼可见的凝集块的现象,称为"凝集反应"。

细菌或细胞等颗粒性抗原与相应抗体直接反应出现的凝集现象称为"直接凝集反应";将可溶性抗原包被在红细胞或乳胶颗粒表面,再与相应的抗体发生反应出现的凝集现象称为"间接凝集反应"(见图 28-1);将抗体吸附到载体上,再与相应的可溶性抗原反应也可出现凝集现象,称为"反相间接血凝试验";而先将可溶性抗原与抗体反应,隔一定时间后再加入相应抗原致敏的颗粒,因抗体已与抗原结合,不再出现间接凝集现象,这种反应称为相应抗原的"间接凝集抑制试验"。凝集反应被广泛应用于疾病的诊断和各种抗原性质的分析中。

球菌溶血素 O(SLO)是一种含巯基的蛋白质,对氧敏感,遇氧时巯基会被氧化成二硫键(—S—S—),失去溶血活性,加入还原剂可使溶血作用恢复。SLO 对红细胞的溶解作用比其他细胞强。SLO 的巯基可与细胞膜上的胆固醇结合,使膜上出现微孔,导致细胞溶解。SLO 进入中性粒细胞可使溶酶体释放,导致细胞破坏。SLO 对哺乳动物的血小板、巨噬细胞、神经细胞等也有毒性作用,并可引起心肌细胞损伤。SLO 的免疫原性较强,85%～90%的链球菌感染者于感染后 2～3 周至病后数月到 1 年内可检出 SLO 的抗体,由此可协助诊断与链球菌感染有关的疾病。

抗链球菌溶血素 O(ASO)试验(简称"抗链 O 试验")用来检测溶血性链球菌感染后机体血清中是否对链球菌菌体 O 抗原产生了抗 O 抗体,通常 ASO 效价大于 200 为阳性,即有诊断价值。

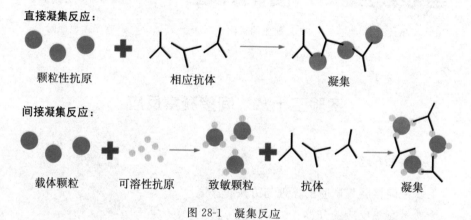

图 28-1　凝集反应

【实验材料】

1.黑色反应板。

2.被测血清标本 1 号、2 号,阳性、阴性对照血清。

3.抗链球菌溶血素 O 抗原试剂。

【实验步骤】

1.抗链球菌溶血素 O 抗原试剂在使用前预置达到室温,再轻轻摇动混匀。

2.在黑色反应板的反应格中,滴加 1 滴被测血清标本,同时再分别滴加阴性、阳性对照血清各 1 滴于黑色反应板上,标记为血清标本 1 号、2 号。

3.分别在血清标本 1 号、2 号中滴加抗链球菌 O 抗原试剂 1 滴,轻轻摇动混匀,反应 2 min,观察结果。

【实验结果】

阳性对照血清凝集,乳胶颗粒凝集且液体澄清;阴性对照血清不凝集,乳胶颗粒也不凝集,仍保持乳胶状态。被测血清标本 1 号凝集反应为阳性,被测血清标本 2 号凝集反应为阴性。

【注意事项】

1.观察实验结果时,注意时间与温度对实验结果的影响。

2.所加的试剂和阴性、阳性对照要确保液滴大小一致。

【思考题】

1.简述凝集实验的原理及类型。

2.直接凝集试验与间接凝集试验中的抗原有何区别。

实验二十九　间接凝集抑制试验(妊娠诊断试验)

【实验目的】

1.理解间接凝集抑制试验的原理。

2.学会妊娠诊断试验的方法。

3.熟悉妊娠诊断试验的应用。

4.培养学生不断探索的科研精神。

【实验原理】

可溶性抗原致敏的乳胶颗粒与相应抗体发生反应,可使乳胶颗粒凝集,此为间接乳胶凝集试验。若使抗体先与可溶性抗原发生反应,再加入该抗原致敏的乳胶颗粒,因为没有游离抗体的存在,故乳胶颗粒表面的抗原不能与抗体结合出现凝集现象,即乳胶凝集被抑制(见图 29-1),此为间接乳胶凝集抑制试验。

孕妇末次月经后 40~90 天,尿液中的人绒毛膜促性腺激素(HCG)的含量会明显增高。HCG 与抗 HCG 抗体先发生反应后,再加入 HCG 致敏的乳胶颗粒,不出现凝集反应,此为妊娠试验阳性;非孕妇尿中 HCG 含量不足以消耗掉抗 HCG 抗体,抗体与后加入的 HCG 致敏乳胶结合呈现凝集现象,此为妊娠试验阴性。

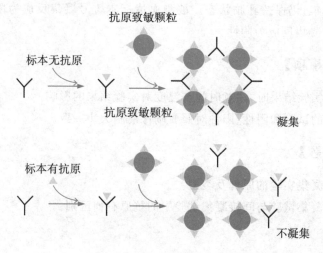

图 29-1　间接凝集抑制试验

【实验材料】

待测尿液、孕妇尿液、正常尿液、乳胶抗原、抗血清(含抗人 HCG 的抗体)、载玻片、牙签、滴管。

【实验步骤】

1.取 3 片载玻片,分别编号为 1 号、2 号、3 号。

2.向 3 片载玻片上分别滴加 1 滴待测尿液、孕妇尿液和正常尿液。

3.向 3 片载玻片上分别滴加 1 滴抗血清(含抗人 HCG 的抗体),轻轻晃动载玻片 1~2 min。

4.向 3 片载玻片上分别滴加 1 滴乳胶颗粒,轻轻摇动玻片 3~5 min 后观察结果,记录各标本有无凝集现象。

【实验结果】

根据以下标准,记录分析待测尿液的情况:1 号载玻片(待测尿液)若为乳状液,则为妊娠试验结果阳性;若出现凝集,则为妊娠试验结果阴性。2 号载玻片(孕妇尿液)呈均匀浑浊乳状液,无凝集,妊娠试验结果阳性。3 号载玻片(正常尿液)出现白色细小的凝集物,随着时间的延长,凝集物变成小块状,妊娠试验结果阴性。

【注意事项】

1.试验所用试剂用前应充分摇匀,而且应在有效期内使用。

2.加样用的滴管及混匀用的牙签等不能共用,防止交叉污染。

3.加样时,液滴大小要尽量一致。

4.加入抗血清后要充分混匀,使可溶性抗原和抗体充分反应。

【思考题】

1.记录血型鉴定试验、乳胶妊娠诊断试验的材料、方法及结果判定(可用图示或表格的方式表示)。

2.直接凝集试验与间接凝集试验有何不同?

3.在各凝集试验中都设有相应的对照,这有何意义? 若对照出现异常该如何分析并解决?

【知识链接】

乳胶凝集试验(latex agglutination test,LAT)

实验三十 协同凝集试验

【实验目的】

1.理解协同凝集试验的原理。

2.掌握金黄色葡萄球菌 A 蛋白协同凝集试验的方法。

【实验原理】

金黄色葡萄球菌 A 蛋白(Staphylococcal protein A,SPA)是细胞壁上的一

种表面蛋白,与胞壁肽聚糖以共价键结合。SPA 占整个细胞壁蛋白成分的6.7%,90%以上的金黄色葡萄球菌菌株含有这种成分,为金黄色葡萄球菌的一种表面抗原,但不同的菌株 SPA 含量差别很大。其他葡萄球菌如表皮葡萄球菌、腐生葡萄球菌等不含 SPA。

SPA 能与人及多种哺乳动物(猪、兔、羊、鼠等)血清中的 IgG 类抗体的 Fc段发生非特异性结合,结合后,两个 Fab 段暴露在葡萄球菌表面,仍保持其抗体活性和特异性;当其与该 IgG 相应的特异性抗原相遇时,则可使菌体发生凝集反应。利用 SPA 的这一特性,将含 SPA 的葡萄球菌作为载体,结合特异性IgG,可快速检查可溶性抗原,即金黄色葡萄球菌 A 蛋白协同凝集试验(见图30-1)。本试验快速、简便,特异性及敏感性均较高,已被广泛用于多种微生物抗原的检测。

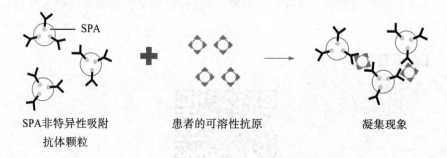

SPA非特异性吸附抗体颗粒　　　　　患者的可溶性抗原　　　　　凝集现象

图 30-1　协同凝集试验的原理

【实验材料】

1.流行性脑脊髓膜炎患者的脑脊液(用前经煮沸处理 2 min,并适当稀释)。

2.A 群脑膜炎双球菌家兔免疫血清(用前经 56 ℃灭活 30 min)。

3.SPA 菌稳定液的制备:选取能产生 SPA 的金黄色葡萄球菌标准株(CowanI株),接种在琼脂斜面培养基上,37 ℃培养 18~24 h,用少量 PBS 洗下菌苔,2500 r/min 离心 20 min,其沉淀菌用 PBS 洗 2 次,然后用含 0.5%的甲醛(用 PBS 配制)悬浮固定,室温下作用 3~6 h 或过夜。再将此悬液置于80 ℃的水浴中 5 min,迅速冷却,以破坏菌体的自源性分解酶。再以 PBS 洗 2~3 次,最后用含0.05%~0.1%的 NaN₃ 的 PBS 制成 10%的悬液,置于 4 ℃的冰箱中保存备用。

4.抗体标记 SPA 菌的制备:将 SPA 菌稳定液用 PBS 洗 1 次后,再用 PBS制成 2%的悬液,用 PBS 将免疫血清稀释成适宜浓度,一般可将测定合适的稀释度减少一半(如适宜浓度为 1:8,则实际应用为 1:16)。将 2%的 SPA 菌稳定液与稀释免疫血清等量混合,置于 37 ℃的环境下水浴 30 min(也可置于 4 ℃的冰箱中过夜)。取出混合液后,3000 r/min 离心 30 min,弃上清,其沉淀物用 PBS 洗 2 次,然后用含 0.05%～0.1%的 NaN_3 制成 2%的悬液,置于 4 ℃的冰箱中保存备用,一般可保存 1 个月左右,其敏感性不变。

【实验步骤】

1.取洁净载玻片 3 张,分别编号为 1 号、2 号、3 号。

2.在 1 号和 2 号载玻片上各滴加 1 滴经抗体标记的 SPA 菌液,在 3 号载玻片上滴加 1 滴未经抗体标记的葡萄球菌菌液。

3.在 1 号和 3 号载玻片上各滴加 1 滴患者的脑脊液,在 2 号载玻片上滴加 1 滴生理盐水。

4.分别用牙签混合均匀并不断摇动玻片,在日光灯下观察结果,看一般在几分钟内出现反应。分析各格反应有何不同,并予以判断。

【实验结果】

1 号载玻片上形成白色凝集物,2 号、3 号载玻片上无凝集现象。

【注意事项】

1.用前仔细检查试剂本身有无自凝颗粒。

2.本试验的特异性取决于标记用抗血清的特异性,凝集反应的强弱取决于抗血清效价的高低,故应选用特异性强和效价高的抗血清。

【思考题】

1.在本实验中,设置 2 号、3 号载玻片的目的是什么?

2.各凝集试验的原理是什么?你还知道其他的凝集类试验吗?

实验三十一　沉淀反应

【实验目的】

1.了解沉淀反应的类型。

2.熟悉单向琼脂扩散试验的原理、方法与应用。

3.熟悉双向琼脂扩散试验的原理、方法与应用。

(一)单向琼脂扩散试验

【实验原理】

可溶性抗原(如细菌培养滤液、外毒素、组织浸出液和血清蛋白等)与相应的抗体结合,在一定条件(适量的电解质、合适的酸碱度和温度)下形成肉眼可见的沉淀物,此类反应称为"沉淀反应"。沉淀反应多用半固体琼脂凝胶作为介质进行琼脂扩散或免疫扩散,在比例合适处相遇时形成可见的白色沉淀。

琼脂扩散是抗原抗体在凝胶中所呈现的一种沉淀反应。将一定量的已知抗体与加热融化的琼脂凝胶混合制成琼脂板,在适当的位置打孔并加入待测抗原,标本中的抗原会向四周扩散,在抗原抗体的浓度比例适当处会形成白色的沉淀环,沉淀环的直径与标本中抗原的含量呈正比。临床上常用此方法测定血清中免疫球蛋白和补体各成分的含量(见图 31-1)。

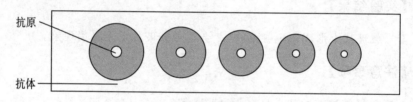

图 31-1 单向琼脂扩散试验

【实验材料】

1.试剂:诊断血清(抗体:抗人 IgG、IgA 或 C3 免疫血清)、待检人血清(抗原)、生理盐水、琼脂粉。

2.器材:微量加样器、打孔器、玻璃板、湿盒等。

【实验步骤】

1.将适当稀释(事先滴定)的诊断血清与预融化的 2% 的琼脂在 60 ℃ 的水浴中预热数分钟后等量混合均匀,制成免疫琼脂板。

2.在免疫琼脂板上按一定距离(1.2～1.5 cm)打孔,如图 31-2 所示。

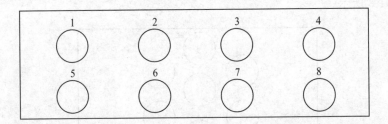

图 31-2　单向琼脂扩散试验抗原孔的位置

3.向孔内滴加按照 1∶2、1∶4、1∶8、1∶16、1∶32 的比例稀释的参考血清及 1∶10 稀释的待检血清(1～4 孔加参考血清,5～8 孔加待检血清),每孔加入 10 μL,此时加入的抗原液面应与琼脂板相平,不得外溢。

4.已经加样的免疫琼脂板置于湿盒中,在 37 ℃的培养箱内扩散 24 h。

5.观察并测定各孔形成的沉淀环。

【实验结果】

测定各孔形成的沉淀环直径(单位为 mm),用参考血清各稀释度测定值绘出标准曲线,再由标准曲线查出被检血清中免疫球蛋白的含量。

(二)双向琼脂扩散试验

【实验原理】

双向琼脂扩散试验是一种定性试验,以融化的琼脂制板,冷凝后打孔,将抗原和抗体分别加入孔中,放入湿盒中使之扩散,若两者为相对应的抗原或抗体,则在比例适当处可形成肉眼可见的白色沉淀。此方法常用于抗原或抗体的定性检测、抗原的组成或两种抗原相关性的分析。

【实验材料】

1.试剂:兔抗人诊断血清、待测人血清、阴性对照血清、生理盐水、琼脂粉。

2.器材:载玻片、打孔器、微量加样器等。

【实验步骤】

1.取一片清洁的载玻片,倾倒上 3.5～4.0 mL 加热融化的 0.9%的生理盐水琼脂,制成琼脂板。

2.琼脂凝固后,用直径 3 cm 的打孔器打孔,孔间距为 5 cm。孔的排列方式如图 31-3 所示。

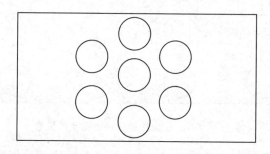

图 31-3 双向琼脂扩散试验抗原、抗体孔的位置

3.用微量加样器在中央孔处加抗体,在周围孔中加入各种抗原。加样时勿使样品外溢或在边缘处残存小气泡,以免影响扩散结果。

4.加样后的琼脂板收入湿盒内,在 37 ℃的培养箱内扩散 24～48 h。

【实验结果】

若凝胶中的抗原抗体是特异性的,则会形成抗原-抗体复合物,在两孔之间出现一清晰、致密、白色的沉淀线为阳性反应,若在 72 h 仍未出现沉淀线则为阴性反应。进行实验时,至少要有一个阳性对照。出现阳性对照与被检样品的沉淀线发生融合,才能确定待检样品为真阳性。

【结果分析】

琼脂扩散结果受许多因素影响,包括:

(1)抗原特异性与沉淀线形状的关系:在相邻两完全相同的抗原与抗体反应时,可出现两条沉淀线的融合。反之,如相邻抗原完全不同时,则会出现沉淀线的交叉;两种抗原部分相同时,则会出现沉淀线的部分融合(见图 30-4)。

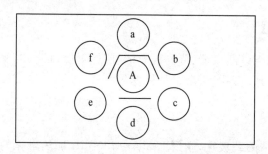

图 31-4 双扩散试验结果(A 为抗体,a、d 为阳性对照,其余为被检样品)

（2）抗原浓度与沉淀线形状的关系：两相邻抗原浓度相同,则可形成对称相融合的沉淀线；如果两抗原浓度不同,则沉淀线不对称,移向低浓度的一边。

（3）温度对沉淀线的影响：在一定范围内,温度越高,扩散越快。反应通常在 0～37 ℃下进行。在双向扩散时,为了减少沉淀线变形并保持其清晰度,可在 37 ℃下形成沉淀线,然后置于室温或冰箱（4 ℃）中为佳。

（4）琼脂浓度对沉淀线形成快慢的影响：一般来说,琼脂浓度越大,沉淀线出现越慢。

（5）参加扩散的抗原与抗体间的距离对沉淀线形成的影响：抗原、抗体相距越远,沉淀线形成得越慢,所以在进行试验时,孔间距离以 0.25～0.5 cm 为好,距离过远会影响反应速度。反过来,孔距过近会使沉淀线的密度过大,容易发生融合,有碍对沉淀线数目的确定。

（6）时间对沉淀线的影响：沉淀线形成一般在 1～3 天出现,14～21 天出现的数目最多。玻片法可在 1～2 h 出现,一般观察 72 h,放置过久可出现沉淀线重合消失。

【注意事项】

1.要注意琼脂的质量、浓度、孔径大小与间距,这些因素对实验结果都有一定的影响。

2.浇板时,琼脂温度一般在 60 ℃左右,而且要避免凝胶产生气泡。

3.加样量要准确,而且不要溢出孔外。

4.实验应做标准阴性对照与阳性对照,以控制实验的质量。

【思考题】

1.简述沉淀试验的原理与类型。

2.要确保实验的准确性,在沉淀操作中主要应注意些什么?

实验三十二　酶联免疫吸附实验（ELISA）

【实验目的】

1.了解酶联免疫测定技术常用方法的原理、用途。

2.掌握酶联免疫吸附试验（双抗体夹心法测抗原和 ELISA 间接法测抗体）

的实验原理、实验方法及用途。

【实验原理】

酶联免疫吸附实验(enzyme-linked immunosorbent assay,ELISA)是目前应用最多的免疫酶技术。该实验以免疫学反应为基础,将抗原、抗体的特异性反应与酶对底物的高效催化作用相结合,是一种敏感性很高的试验技术。其原理是使抗原或抗体吸附于固相载体微孔聚苯乙烯塑料板上,使随后进行的抗原抗体反应均在载体表面进行,从而简化了分离步骤,提高了灵敏度。抗原或抗体可特异性结合吸附待检样品中的抗体或抗原,洗涤后加酶标抗体(酶与抗体或抗原结合后,既不改变抗体或抗原的免疫反应特异性,又不影响酶本身的活性),通过抗原抗体的结合反应,酶标物也随之结合到载体表面。洗去过剩的标记抗体,加入酶的底物,在一定时间内经酶催化产生有色产物,其颜色深浅与标记物中相应的抗体或抗原的含量成正比,可用肉眼观察或分光光度计测定,由此即可测定抗原或抗体的含量(见图32-1)。

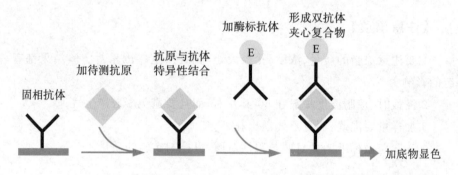

图 32-1　酶联免疫吸附实验的原理

检测抗体可用间接法,具体方法是使抗原吸附于载体上,然后加入被测血清,如有抗体,则其会与抗原在载体上形成复合物。洗涤后,加酶标记的抗球蛋白(抗抗体)与之反应。洗涤后加底物显色,有色产物的量与抗体的量成正比。

酶联免疫吸附实验灵敏度高,操作简便,稳定性强,可自动化检测,从而被广泛用于检测多种病原体抗原或抗体、血液及其他体液中的微量蛋白成分、细胞因子等。

常用试剂盒分一步法和两步法,二者原理完全相同。

(1)一步法:将待测抗原和酶标抗体同时混合加入,其形成的免疫复合物基本不影响目测的结果,适用于目测检查。

(2)两步法:将待测抗原和酶标抗体分别加入,让其分步进行反应,其结果较准确,主要用于需要定量检测时。

【实验材料】

1.仪器设备:微量移液器、恒温箱、酶联仪、吸头等。

2.试剂和材料:蒸馏水、人血清样品、HBsAg 诊断试剂盒。

【实验步骤】

1.加样:每组 7 微孔,待检 4 孔,空白对照 1 孔,阴性和阳性对照各 1 孔。分别加阴性、阳性对照 1 滴和 50 μL 待测样本于相应孔内,置于 37 ℃ 的环境下水浴箱温育 30 min。

2.加酶:除空白对照孔外,每孔加 1 滴酶标溶液,混匀后封板,置于 37 ℃ 的环境下水浴箱温育 30 min。

3.洗涤:用洗涤液(按说明配制)注满各孔,静置 20 s,甩去洗涤液,重复 5 次,最后一次在吸水纸上扣干。

4.显色:每孔加底物液 A、B 各 1 滴(50 μL),轻拍混匀,封板,置于 37 ℃ 的环境下水浴 15 min,肉眼观察。

5.终止:每孔加终止液 1 滴(50 μL),轻拍混匀。

6.测定:用酶标仪在 450 nm 波长处测定各孔的吸光度(OD 值),先用空白孔校零,然后读取各孔的 OD 值。

【实验结果】

1.标准参照

终止反应后,立即以白色背景用肉眼观察判断结果,HBsAg 阳性对照血清孔应呈现黄色,HBsAg 阴性对照血清孔应接近无色。

2.待测结果

(1)如果以上对照成立,凡待测血清孔中溶液的颜色深于对照孔者,即可判读为 HBsAg 阳性。

(2)如果进行比色测定,以样品 OD 值/阴性对照平均 OD 值(P/N 值)不低于 2.1 者判为 HBsAg 阳性,低于 2.1 者判为 HBsAg 阴性。

(3)阴性对照 OD 值低于 0.05 作 0.05 计算,高于 0.05 按实际 OD 值计算。

3.实际意义

HBsAg 阳性为乙肝病毒感染的标志。检测血清中的 HBsAg 对病毒性肝炎的病原学诊断、HBsAg 携带者的调查、筛选献血员和乙肝病毒感染的流行病学调查均有重要意义。

【注意事项】

1.确保加样准确,一般采用微量加样器加样,时间控制在 3 min 之内完成。

2.加入样品后必须混合均匀。

3.洗板时必须防止气泡产生而阻碍洗涤液进入孔内;温育时,为防止液体蒸发,反应板小孔应该用粘胶纸封盖。

4.严格控制反应时间,洗板时严格按照操作规程进行,每一操作间隔不超过 10 min。

5.反应终止后,应立即进行比色测定或目测判断结果。对于结果在临界值附近的样品,应重复检测。

6.不同的商品试剂盒结果判断值各异,应仔细阅读说明书。

【思考题】

1.简述 ELISA 检测的原理、方法、意义和应用。

2.为什么要加终止液?

【知识链接】

现代免疫标记技术简介

实验三十三　补体溶血实验

【实验目的】

1.了解补体的特性、功能及溶血反应的原理。

2.掌握溶血反应的基本操作方法。

3.培养学生不断探索的科研精神。

【实验原理】

补体是一组存在于人和脊椎动物血清中、组织液中和细胞膜表面的蛋白质,经活化后具有酶的活性,是抗体发挥溶细胞作用的必要补充条件。在正常情况下,血清中的补体大多以无活性酶前体的形式存在。补体有三条激活途径(见图33-1),这些途径经过一系列的连续反应,均会形成攻膜复合物(MAC),最终导致细胞受损、崩解。

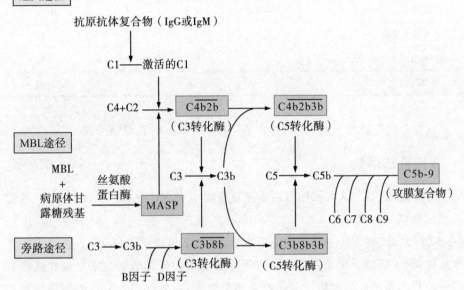

图 33-1　补体激活的三条途径

将绵羊红细胞作为抗原注入家兔体内,经过一定的潜伏期,家兔血清中即会出现特异性抗体,此种抗体称为"溶血素",它可以与绵羊红细胞结合。此时若加入补体,即可激活补体的经典途径,导致红细胞破坏,呈现溶血现象。补体无特异性,可与任何抗原-抗体复合物结合而被激活,但不能与单独的抗原或抗体结合。

【实验材料】

1.抗原:2%的绵羊红细胞(SRBC)。
2.抗体:溶血素(2 U)。

3.补体:新鲜豚鼠血清(含 2 U 补体)。

4.生理盐水。

5.试管、吸管、离心器、试管架等。

【实验步骤】

1.取 4 支小试管,如表 33-1 所示加入各组分。

表 33-1　补体溶血实验的反应体系　　　　　　　　　单位:mL

成分	2%的 SRBC	羊溶血素	补体	生理盐水	结果
1(实验管)	0.5	0.5	0.5	0.5	溶血
2(溶血素对照)	0.5	0.5	—	1.0	不容
3(补体对照)	0.5	—	0.5	1.0	不容
4(NS 对照)	0.5	—	—	1.5	不容

2.将上述各试管放入 37 ℃的水浴箱中,30 min 后观察结果。

【实验结果】

1.实验管(第 1 管):实验管内溶液正常时应呈现红色,透明,此为溶血;若溶液呈浑浊则为不溶血。

2.对照管(第 2、3、4 管):均应不溶血,因第 2 管缺乏补体,第 3 管缺乏溶血素抗体,第 4 管缺乏溶血素、补体,都不能形成溶解红细胞的分子。设计这些对照管的目的是验证各种溶血是否符合实验要求,以确保实验材料的可靠性和实验结果的可信度。

【注意事项】

1.羊血用前要轻轻摇匀,避免剧烈振荡引起溶血。

2.各种试剂的吸管不要混用。

3.由于补体的性质较不稳定,故豚鼠补体血清要新鲜,否则活性会下降;或低温保存,加样时再从冰箱里取出。

4.水浴时要避免水滴滴进试管,以防红细胞破裂溶解,影响实验结果。

5.本实验的影响因素有很多,对照组的反应情况是否正常是判断实验可信度的参照。

【思考题】

1.补体属于固有免疫系统,它是否也参与了适应性免疫?

2.由溶菌现象到补体系统的发现,朱尔·博尔代(Jules Bordet)的成功说明了什么?

【知识链接】

补体的发现

实验三十四　免疫细胞的形态观察

【实验目的】

1.掌握血涂片的制作方法。

2.观察免疫细胞的几种形态。

3.了解免疫细胞在机体免疫反应中发挥的作用。

4.理解不同免疫细胞在机体免疫反应中的作用,培养学生爱岗敬业、团队合作的精神,养成良好的职业素养。

【实验原理】

免疫细胞(immune cell)俗称"白细胞",是指参与免疫应答或与免疫应答相关的细胞,也特指能识别抗原并产生特异性免疫应答的淋巴细胞等。各种免疫细胞均由骨髓造血干细胞分化而来,包括红细胞、淋巴细胞、树突状细胞、单核-巨噬细胞、粒细胞、肥大细胞等。免疫细胞可以分为多种,在人体中,各种免疫细胞都扮演着重要的角色。

血涂片是临床化验中最常规的技术,也是血液学研究中的最基本技术。将血液样品制成单层细胞的涂片标本,经瑞氏(Wright)染液染色后,不同免疫细胞中的颗粒可以呈现不同的颜色。根据细胞中颗粒的颜色、大小及多少,再结合细胞的大小及细胞核的形态,就可以对免疫细胞进行分类计数。

【实验材料】

医用一次性采血针、75％的酒精、碘伏、消毒棉球、镊子、经脱脂洗净的载玻片、瑞氏染液、显微镜、二甲苯等。

【实验步骤】

1.采血

采血前,用碘伏消毒人的指腹或耳垂,再用75％的酒精棉球脱碘,酒精挥发后,用医用一次性采血针刺破指腹或耳垂的皮肤采血(见图34-1);给动物采血时,先将动物耳部剪毛,同上述消毒步骤,刺破动物的耳部皮肤,挤去第1滴血不要(因含单核细胞较多)。

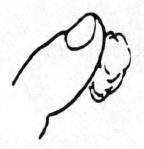 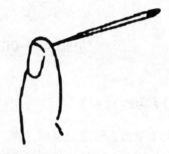

(a)碘伏及75%的酒精棉球消毒指腹   (b)待酒精晾干后,用消毒采血针
　　　　　　　　　　　　　　　　　　　　　刺破皮肤取血

图 34-1　采血操作

2.涂片

挤出第2滴血置于载玻片的一端,再取另一张边缘光滑的载玻片,斜置于血涂片的前缘,先向后稍移动轻轻触及血滴,使血滴沿玻片端展开呈线状,两玻片的角度以 30°～45°为宜(角度过大会导致血膜较厚,角度小则会导致血膜过薄),轻轻将载玻片向另一端推进,即涂成血液薄膜(见图34-2)。推进时速度要均匀,否则血膜会呈波浪形,厚薄不匀(见图34-3)。

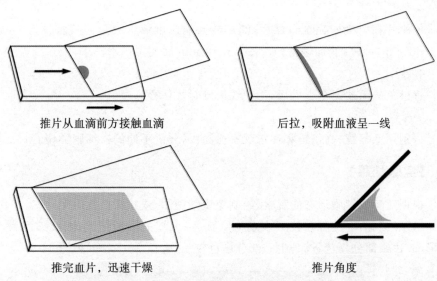

推片从血滴前方接触血滴   后拉，吸附血液呈一线

推完血片，迅速干燥   推片角度

图 34-2   推片示意图

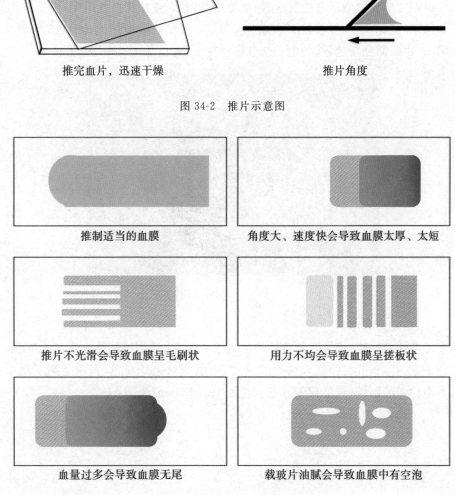

推制适当的血膜   角度大、速度快会导致血膜太厚、太短

推片不光滑会导致血膜呈毛刷状   用力不均会导致血膜呈搓板状

血量过多会导致血膜无尾   载玻片油腻会导致血膜中有空泡

图 34-3   正常血膜及易出现的几种错误情况

3.染色

待涂片在空气中完全干燥后,滴加数滴瑞氏染液甲液至盖满血膜为止,染色 1~3 min。然后滴加等量的乙液,5~10 min 后用蒸馏水洗净,吸水纸吸干。

4.封片

待染色的涂片完全干燥后,用中性树胶封片保存。

5.观察

分别用低倍镜、高倍镜和油镜观察血涂片,分辨不同的血细胞类型。

【实验结果】

根据对免疫细胞形态的观察,绘制免疫细胞图,或拍摄血细胞照片。

(1)红细胞:红细胞在镜下表现为淡红色、无核的圆形细胞,因红细胞为双凹形,故边缘部分染色较深,中心部分染色较浅,直径 7~8 μm(见图 34-4)。

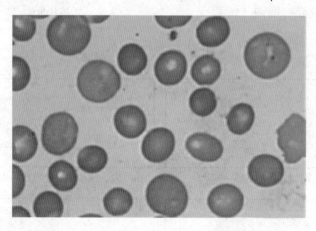

图 34-4　镜下的红细胞

(2)颗粒白细胞:

①中性粒细胞:中性粒细胞体积略大于红细胞,细胞核被染成紫色分叶状,可分 1~5 叶,核叶之间联以染色质细丝,染色质被染成粉色,其中充满了细小且大小均匀的颗粒(被染成紫红色),直径 10~12 μm(见图 34-5)。

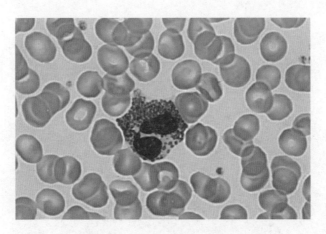

图 34-5　镜下的中性粒细胞

　　②嗜酸性粒细胞:嗜酸性粒细胞略大于嗜中性粒细胞,细胞核被染成紫色,通常为 2 叶,胞质中充满嗜酸性大圆颗粒,被染成鲜红色,直径 10～15 μm(见图 34-6)。

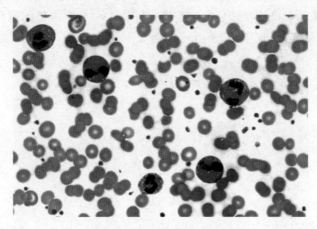

图 34-6　镜下的嗜酸性粒细胞

　　③嗜碱性粒细胞:嗜碱性粒细胞体积略小于嗜酸性粒细胞,细胞质中有大小不等被染成紫色的颗粒,颗粒数目较嗜酸性粒细胞的颗粒数目少,核为1～2 叶,染成淡蓝色,直径 10～11 μm(见图 37-6)。

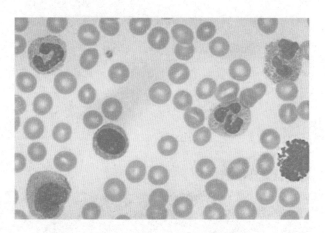

图 34-7　镜下的嗜碱性粒细胞

（3）无颗粒白细胞：

①淋巴细胞：血涂片中可观察到小淋巴细胞和中淋巴细胞两种淋巴细胞。小淋巴细胞与红细胞大小相似，呈圆形，其中含致密的核，染成深紫色，周围仅有一薄层嗜碱性且染成淡蓝色的细胞质（见图34-8）。中淋巴细胞较大，为有较宽层的细胞，核圆形，直径 6～8 μm。

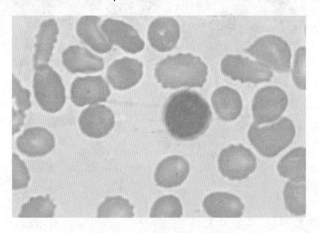

图 34-8　镜下的小淋巴细胞

②单核细胞：单核细胞体积最大，呈圆形，细胞质被染成灰蓝色，核呈肾形或马蹄形，染色略浅于淋巴细胞的核，直径 14～20 μm（见图34-9）。

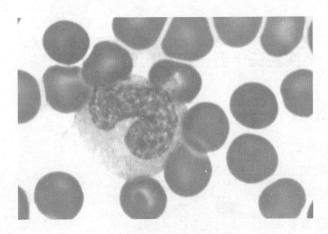

图 34-9　镜下的单核细胞

(4)肥大细胞:肥大细胞胞体较大,呈卵圆形,胞质内充满粗大、均等的嗜碱性颗粒,其中含肝素、组织胺等物质。肥大细胞常成群地分布于血管周围。

(5)浆细胞:浆细胞呈圆形或卵圆形,胞质丰富,呈嗜碱性。核圆形,着色深,多偏于细胞的一侧,染色质核膜呈车轮样分布。正常组织中浆细胞较少,慢性炎症时增多。浆细胞可合成和分泌抗体,对免疫有重要意义。

(6)巨噬细胞:巨噬细胞又称"组织细胞",细胞形态不规则,常伸出短而钝的突起,有很强的吞噬能力。

【注意事项】

1.载玻片要清洁,否则推片后血膜会不均匀。

2.染色时,要等待血膜干燥后再染色。

3.要把握好染色液的浓度和染色时间,染色不宜过深,也不宜过浅。

4.染色过程中要防止蒸发和沉淀。

5.冲洗时间不宜过久。

6.若染料有残渣,可用少量甲醇溶解,并立即用流水冲洗。

【思考题】

1.什么是免疫细胞? 讨论一下免疫细胞的来源与分布。

2.各免疫细胞的功能是什么?

3.结合不同免疫细胞在机体内的相互分工,谈谈你对"团队协作"的感悟。

实验三十五　白细胞的计数及分类

【实验目的】

1.掌握白细胞分类计数的方法。

2.熟悉各种白细胞的形态特征。

3.通过计数分析,培养学生的科学严谨性。

【实验原理】

用稀乙酸将血液稀释 20 倍,使红细胞全部溶解,滴入白细胞计数池中,在显微镜下观察计数,求得每微升或每升血液中的白细胞数。

根据白细胞内颗粒对酸碱性染料易染程度的不同,可区分出不同种类的白细胞。通过显微镜观察血涂片,计算不同白细胞在血液中所占的比率,即为白细胞分类计数。利用白细胞的总数和各类白细胞的百分率,即可计算每微升血液中各类白细胞的绝对值。白细胞计数常用瑞氏染料(由酸性染料伊红和碱性染料亚甲蓝组成的复合染料)进行染色。

【实验材料】

1.动物:家兔。

2.实验器材:显微镜、香柏油、载玻片、盖玻片、采血针、注射器、血细胞计数板、蜡笔、75％的酒精棉球、碘伏、消毒棉签等。

3.染料:蒸馏水、瑞氏染料、pH 值为 6.4～6.8 的磷酸盐缓冲液、姬姆萨染液。

【实验步骤】

1.白细胞计数方法

(1)吸取白细胞稀释液 0.38 mL,置于一支小试管中备用。

(2)使用 75％的酒精棉球消毒家兔的趾尖,待酒精晾干后,用微量吸管吸取家兔的血液 20 μL。

(3)将吸管外多余的血液擦掉,将吸管插入小试管底部,慢慢将血液放出,反复吹打 3 次,使其充分混匀。

(4)把血细胞计数板和盖玻片擦干净,将盖玻片平放在血细胞计数板上面。

(5)吸取混合液之前重新摇匀,用吸管吸取 1 滴悬液,使之接触盖玻片和计数板的空隙处,悬液会借助毛细管的作用自然流入计数室,然后静置 2 min,使白细胞充分沉淀下来。

(6)低倍镜下观察计数,观察板上四角的 4 个大方格内的白细胞总数。

(7)计算结果。

2.白细胞分类的方法

(1)采血:使用碘伏消毒家兔的趾尖,再用 75% 的酒精消毒棉球脱碘,待酒精晾干后穿刺,出现绿豆大小的血滴。

(2)涂片:在载玻片的左端滴 1 滴血液,注意家兔皮肤不能接触载玻片,把推玻片的一端放在血液的右侧,将推片略向左移接触血滴,血液即均匀分布于两片之间。

(3)推片:使推片与载玻片之间呈 30°~45°角(见图 35-1),均匀地向前推进,制成血涂片后,放在空气中待其自然晾干,切勿加热干燥。

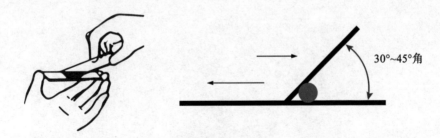

图 35-1 推片操作

(4)划线:用蜡笔在载玻片两侧各画一条线,防止染液外溢。

(5)染色:滴加瑞氏染液,直至血片被全部覆盖,计算染液滴数。

(6)加缓冲液:等待 1 min 后,滴加等量的缓冲液,同时轻轻振动血涂片,使之与染液混匀。

(7)冲洗:继续染色 5~10 min 后,用水缓慢将染液冲去,冲洗前切勿将染液倾倒。

(8)镜检:在空气中自然干燥后镜检,先使用低倍镜观察血涂片的染色厚薄是否适宜,选择涂片的中部、细胞分布均匀的地方,然后换油镜进一步观察。

3.各类白细胞的形态特征

(1)中性粒细胞(Ne):细胞核呈淡紫红色,分 2~5 叶,或呈杆状。细胞质呈淡红色,均匀布满浅紫红色的细小颗粒。其占白细胞总数的 50%~70%(见

图 35-2)。

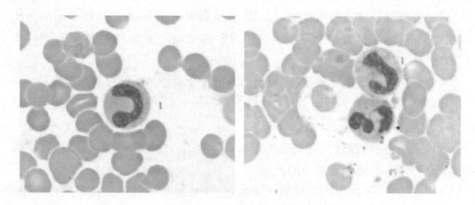

图 35-2　中性粒细胞染色

(2)嗜酸性粒细胞(Eo):细胞核呈深紫红色,两叶核,呈眼镜状。细胞质为淡红色,布满粗大、圆形、均匀、颜色一致的橘红色颗粒。其占白细胞总数的0.5%~5%(见图 35-3)。

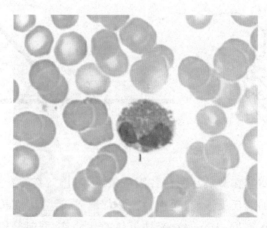

图 35-3　嗜酸性粒细胞染色

(3)嗜碱性粒细胞(Ba):细胞核结构不清晰,分叶不明显。细胞质呈淡红色,胞浆中有大小不等、分布不均的蓝黑色颗粒,且常常覆盖在细胞核周围。其占白细胞总数的 0~1%(见图 35-4)。

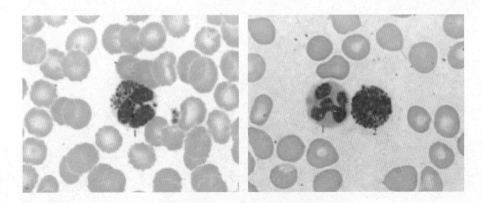

图 35-4 嗜碱性粒细胞染色

(4)淋巴细胞(Ly):细胞核呈深紫红色,圆形或椭圆形,染色质致密呈团块样。细胞质较少,呈透明蓝色,一般无颗粒,大淋巴细胞胞浆较多,可含有少量淡紫红色颗粒,占白细胞总数的 20%~40%(见图 35-5)。

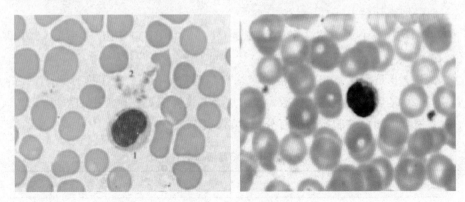

图 35-5 淋巴细胞染色

(5)单核细胞(Mo):细胞核为深紫红色,呈马蹄形、肾形或不规则形,有扭曲折叠感,染色质呈粗网状,细胞质较多,呈淡灰蓝色,有细小的紫红色颗粒,类似于灰尘状弥散分布于细胞质中。其占白细胞总数的 3%~8%(见图 35-6)。

4.计算各类白细胞所占的百分比。

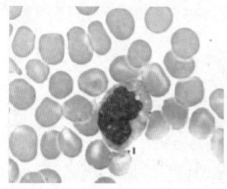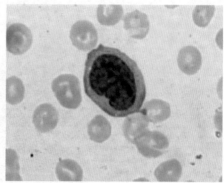

图 35-6　单核细胞染色

【实验结果】

1.白细胞计数方法

白细胞＝4 个大方格内的白细胞数$(A)/4 \times 10 \times 20 \times 10^6/L = A \times 50$（单位：$10^9/L$）

式中，/4 是为了算出每大格内平均白细胞数，$\times 10$ 是为了换算为 1 μL 的容积，$\times 20$ 是为了加上稀释倍数，$\times 10^6$ 是为了换算成每升血液中的浓度。

2.根据不同白细胞所占的百分比，填入表 35-1 中。

表 35-1　不同白细胞所占的百分比

白细胞种类	百分比
中性粒细胞（Ne）	
嗜酸性粒细胞（Eo）	
嗜碱性粒细胞（Ba）	
淋巴细胞（Ly）	
单核细胞（Mo）	

【注意事项】

1.水肿、发炎的部位不能采血。

2.采血时不能过度挤压，因此采血深度要适当。

3.在大方格内,压线细胞应按照一定的规则计数,计数原则为"数上不数下,数左不数右"(见图 35-7)。

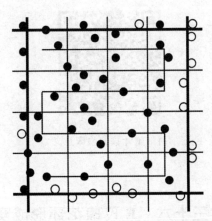

图 35-7　压线细胞计数原则(黑点计数,白点不计数)

4.在冲洗前要注意,不要过度摇晃,以免产生气泡。

5.周围出现有核红细胞时,可使白细胞数偏高,对此应进行校正,校正公式如下:

每升血液中的白细胞个数＝$X \times 100/(100+Y)$

式中,X 为未校正前的白细胞数,Y 为分类 100 个白细胞时遇到的有核红细胞数。

6.每个大方格内的计数不能相差超过 10 个,若超过 10 个表明悬液没有混匀,需重新计数。

7.一定要注意血涂片的厚薄,其厚薄程度与下列因素有关:血滴的大小(血滴大则厚,血滴小则薄)、推涂片的速度(速度快了涂片就会厚,速度慢了涂片就会薄)。

8.切记推涂片的时候用力要均匀,否则血膜会出现厚薄不匀的现象。

9.染色时应防止染色液干燥,从而出现沉淀物质;冲洗时不能先清洗染液,应使用流水缓慢冲洗,冲去沉渣,注意用流水冲洗的时间不宜过长。

【思考题】

1.正常人的白细胞计数是多少?不同种类白细胞的占比又是多少?

2.白细胞数量发生明显变化的原因有哪些?

【知识链接】

白细胞计数的临床意义

实验三十六　E玫瑰花环形成实验

【实验目的】

1.掌握E玫瑰花环形成的原理。

2.熟悉E玫瑰花环形成实验的步骤及光镜下E玫瑰花环的形态。

3.了解E玫瑰花环形成的总数和百分率。

4.综合分析免疫应答的类型,结合三线共同抗感染的机制,培养大局观。

【实验原理】

CD2分子因其能与绵羊红细胞(SRBC)结合,又称"绵羊红细胞受体",简称"E受体"。人的CD2分子表达于绝大多数成熟的T细胞表面,其功能是介导T细胞与抗原提呈细胞或靶细胞之间的黏附,并提供T细胞活化的协同刺激信号。

由于人体的B淋巴细胞上无CD2分子,而成熟的人T细胞表面表达CD2分子,所以CD2是T淋巴细胞区别于B淋巴细胞的重要标志。在体外,若将人的淋巴细胞与绵羊红细胞混合,可见绵羊红细胞结合在T细胞的周围,形似玫瑰花环,在光学显微镜下可观察计数。

在临床上,E玫瑰花环形成实验可用于分离人外周血T细胞及检测T细胞的数量和比例,以辅助判断细胞免疫功能。

【实验材料】

1.实验标本:肝素抗凝血。

2.实验试剂:Hank's液、淋巴细胞分离液、绵羊红细胞悬液、灭活小牛血清。

3.实验仪器:水平离心机、37 ℃的培养箱、显微镜等。

【实验步骤】

1.淋巴细胞悬液的制备

(1)取肝素抗凝血 4 mL,加于 3 mL 分离液上,1500 r/min 离心 20 min;用毛细吸管吸出位于血浆和分离液之间的乳白色单个核细胞层,加入 5 mL PBS 液洗 2 次,1500 r/min 离心 10 min,弃上清液,用 PBS 液配制成每毫升含$2×10^6$个细胞的溶液。

(2)取肝素抗凝血 4 mL,加入 2 mL PBS 洗 2 次,1500 r/min 离心 10 min,弃上清,再加入红细胞裂解液 3 mL,室温下裂解 5 min,然后 1000 r/min 离心 10 min,底部白色层为淋巴细胞。

2.取 0.1 mL 含淋巴细胞的 PBS,加入等量灭活的小牛血清(0.1 mL)。

3.加入 0.2 mL 0.5% 的 SRBC 悬液,混匀,置于 37 ℃的环境下水浴 5 min。

4.将混合液置于离心管中,1000 r/min 离心 5 min,置于 4 ℃的环境下1~2 h或过夜。

5.加入 1 滴亚甲蓝染液,轻轻混匀,静置 5 min。

6.取 1 滴混合液置于载玻片上,盖上盖玻片,高倍镜或者油镜下观察形成的玫瑰花环细胞。

【实验结果】

淋巴细胞呈蓝紫色或淡蓝色,SRBC 不着色。凡淋巴细胞周围吸附 3 个以上 SRBC 者为 E 玫瑰花环形成阳性细胞(见图 32-1)。

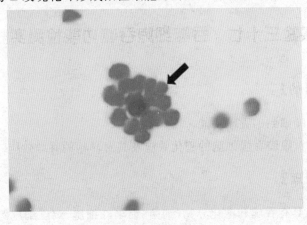

图 36-1 E 玫瑰花环

E 玫瑰花环形成率的计算公式如下：

$$E\ 玫瑰花环形成率=\frac{形成花环的淋巴细胞数}{形成花环的淋巴细胞数+未形成花环的淋巴细胞数}\times100\%$$

要求：计数 200 个淋巴细胞，求出 E 玫瑰花环形成率（百分比）。

正常人的 E 玫瑰花环形成率为 50％～70％，大致可以代表周围血中 T 细胞的百分数。

【注意事项】

1.SRBC 与淋巴细胞混合后离心速度不能过高。

2.绵羊红细胞以保存 1 周以内为最好，超过 2 周则与淋巴细胞的结合能力下降，超过 5～6 周则不能再用。

3.温度对实验结果影响较大，故实验温度条件应保持一致，从 4 ℃取出后应立即计数。

4.计数前将沉淀细胞重悬时，使细胞团块松散均匀即可，不可强力吹打，以免 SRBC 从淋巴细胞上脱落。

【思考题】

1.T 淋巴细胞和 B 淋巴细胞的主要表面标志有哪些？其各有何意义？

2.免疫应答的类型及其主要的生物学作用是什么？

3.探讨一下固有免疫和适应性免疫的关系，谈谈你的感悟。

实验三十七 吞噬细胞吞噬功能检测实验

【实验目的】

1.了解吞噬细胞的吞噬功能。

2.观察小鼠腹腔吞噬细胞的趋化效应及其对异物的吞噬效应。

【实验原理】

吞噬细胞具有吞噬和消化异物（细菌、绵羊红细胞、鸡红细胞等）的功能，在趋化因子的作用下，吞噬细胞可向异物存在部位聚集，通过其表面模式识别受体,对异物进行吞噬和消化,在机体固有免疫中发挥重要作用。此外,单核-巨噬细胞还能处理呈递抗原,激活 T 淋巴细胞,启动适应性免疫应答。

人体内具有吞噬功能的细胞群按其形态大小分为两类:一类为大吞噬细胞,即组织中的巨噬细胞和血液中的大单核细胞,它们对异物有吞噬和消化的功能,在机体的非特异性免疫、特异性免疫和免疫调节中有重要的作用。因此,根据吞噬细胞的吞噬作用可以判断机体的免疫力。另一类为小吞噬细胞,即中性粒细胞。中性粒细胞的功能包括黏附、移动、吞噬杀菌等,是机体天然免疫力的重要组成部分。

在小鼠腹腔内注射淀粉可刺激巨噬细胞的聚集。3 天后,再向小鼠腹腔内注入鸡红细胞悬液,20 min 后解剖收集小鼠腹腔内的吞噬细胞进行染色、镜检,可观察到其对鸡红细胞的吞噬现象。通过计算吞噬百分比或吞噬指数,可测定吞噬细胞的吞噬功能。

【实验材料】

1.试剂:8％的淀粉溶液、5％的鸡红细胞、瑞氏染液。

2.器材:剪刀、镊子、注射器、尖吸管、橡皮吸头、载玻片、小试管、普通光学显微镜、擦镜纸等。

3.实验动物:6～8 周的昆明小鼠(体重约 20 g)。

【实验步骤】

1.实验准备:用无菌注射器吸取 8％的淀粉溶液 2 mL,注射于小鼠腹腔内。

2.注射完淀粉溶液 3 天后,于小鼠腹腔内注射 5％的鸡红细胞悬液 2 mL,轻揉小鼠腹部,并让小鼠活动 45 min～1 h。

3.用颈椎脱臼法处死小鼠,解剖暴露腹腔,于腹腔靠上部位,用镊子轻轻夹起腹膜,将腹膜剪一小口,用尖吸管直接吸出腹腔液。

4.将 1 滴腹腔液滴到载玻片的一端,用另一张载玻片将腹腔液均匀地从载玻片一端向另一端推开,自然干燥。

5.同实验三十五的染色方法。

【实验结果】

观察小鼠腹腔巨噬细胞和中性粒细胞对鸡红细胞的吞噬现象(见图 37-1),计算吞噬百分比,即每 100 个吞噬细胞中吞噬有鸡红细胞的细胞数。也可用吞噬指数来表示,即将 100 个吞噬细胞中所吞噬鸡红细胞的总数除以 100,即为吞噬指数。吞噬百分比和吞噬指数一般是平行的。

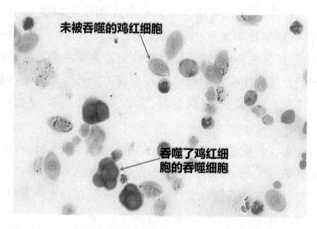

图 37-1　吞噬现象(镜下)

【注意事项】

1.鸡红细胞注射前要摇匀。

2.充分揉搓小鼠腹腔,尽可能地将吞噬细胞冲洗下来。

3.剖开小鼠腹腔时,剪刀尖端要向上,以免剪破其腹腔血管。

4.用尖吸管吸取小鼠腹腔液时,要尽量避开腹腔脏器,避免损伤血管引起出血,从而影响实验结果。

5.用瑞氏染液染色时,切勿先将染液倾去后再冲洗,以免染液中的细小颗粒附着于玻片上,影响标本的清晰度。

【思考题】

1.实验前 3 天向小鼠腹腔内注射 8%的淀粉溶液的目的是什么?

2.吞噬细胞在特异性免疫应答中发挥了哪些作用?

3.简述吞噬细胞吞噬杀菌的基本过程。

【知识链接】

5‰的鸡红细胞悬液的配制

实验三十八　超敏反应实验(综合性实验)

超敏反应又称"变态反应",是指机体再次接触相同抗原的刺激时,已致敏的机体发生以生理功能紊乱或组织细胞损伤为表现的特异性免疫应答。

一、I型超敏反应实验

I型超敏反应俗称"过敏反应",是一种由特异性 IgE 抗体介导产生的超敏反应,因其反应发生快,消退也快,故也称为"速发型超敏反应"。

【实验目的】

1.掌握速发型超敏反应的发病机制。
2.了解模型构建及检测的方法。

【实验原理】

给豚鼠注射少量异种蛋白,经过一定的潜伏期,豚鼠就会产生抗异种蛋白的 IgE,IgE 吸附于肥大细胞、嗜碱性粒细胞上,这时动物便处于致敏状态。

当第二次用较大剂量的相同抗原注射豚鼠时,抗原与 IgE 结合,激发豚鼠体内的肥大细胞脱颗粒,释放组胺、白三烯等多种生物活性介质,引起毛细血管扩张、通透性增加,腺体分泌增加,平滑肌痉挛等严重的过敏反应(见图38-1),豚鼠表现为不安、竖毛、抓鼻、抽搐,直至休克或死亡。

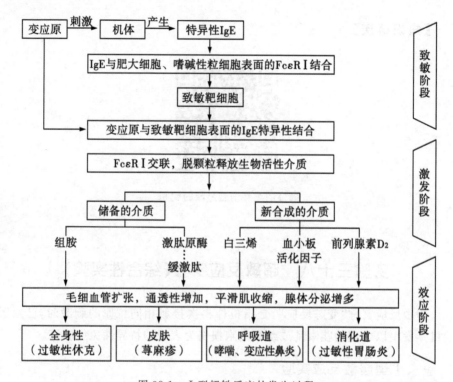

图 38-1　Ⅰ型超敏反应的发生过程

【实验材料】

1.实验动物:体重 200 g 的健康豚鼠。

2.实验试剂:正常小牛血清、PBS 或生理盐水、中性红染液。

3.实验器材:无菌注射器、针头、解剖用具、酒精棉球、玻片、吸管、离心管、离心机、冰块、显微镜、酒精灯等。

【实验步骤】

1.配制中性红染液:取中性红 125 mg,溶于 25 mL 无水乙醇中,混匀溶解后保存备用。临用时再用无水乙醇稀释一倍,滴于清洁的盖玻片上,在火焰上稍微加热。待乙醇挥发后,染料即可固定于盖玻片上。

2.取健康豚鼠,经腹腔或皮下注射 1∶10 的小牛血清 0.1 mL。

3.经 14～21 天,对上述豚鼠经心脏注入小牛血清 1～2 mL。

4.注射后密切观察动物的状态。

5.制备豚鼠肥大细胞:向豚鼠腹腔注射 PBS 液 15～20 mL(含 EDTA 浓度

为 0.5 mg/mL),用吸管吸出腹腔液,2000 r/min 离心 10 min,弃上清液,沉在管底部的细胞用 PBS 液洗涤 1 次,弃上清,将管底细胞悬于 0.5 mL PBS 液中备用。取 1 滴细胞悬液滴于载玻片上,并盖上涂有中性红的盖玻片,在高倍镜下观察 100 个细胞(半小时内看完)。

【实验结果】

1.注射抗原后数分钟动物可出现不安,用前爪搔鼻,咳嗽,打喷嚏,耸毛,痉挛,大小便失禁,呼吸困难,站立不稳等表现,最后窒息而死于过敏性休克(轻度者可逐渐恢复而不死亡,此时动物处于脱敏状态;若在一定时间内注射同种过敏原,则不出现过敏症状)。

2.将死亡豚鼠解剖,可见肺气肿,豚鼠肠蠕动正常,颜色正常。

3.镜下可见约 30％的肥大细胞颗粒脱出。

【注意事项】

1.心脏内注射时,要固定好动物,以免划破心脏。

2.心脏注射必须准确,有回血后再注入过敏原。

3.小心不要被豚鼠抓伤,抓伤后要及时清理伤口。

4.制备和保存细胞悬液应尽量在冰浴中,以防细胞死亡。

【思考题】

在该实验中,如果将注射入豚鼠心脏的小牛血清换成生理盐水或小剂量的蛋清,会出现什么样的反应现象?

二、结核菌素(PPD)试验

【实验目的】

1.掌握结合杆菌的免疫学诊断方法。

2.理解结核菌素试验的临床意义。

【实验原理】

结核菌素试验也称为"芒图试验""PPD 试验",是一种诊断结核杆菌的技术手段。它是基于Ⅳ型变态反应原理而提出的一种皮肤试验,用来检测机体有无感染过结核杆菌。凡感染过结核杆菌的机体,都会产生相应的致敏淋巴细胞,具有对结核杆菌的识别能力。当再次遇到少量结核杆菌（自然感染）或结核菌素（人工感染）时，致敏 T 淋巴细胞受相同抗原的再次刺激后会释放出多种可溶性淋巴因子，导致血管通透性增加，巨噬细胞在局部集聚，发生浸润。在 48～72 h 内，局部可出现红肿、硬节等阳性反应。若受试者未感染过结核杆菌，则注射局部无变态反应发生。

【实验材料】

1.试剂：纯蛋白衍生物（PPD）、75％的酒精。

2.器材：1 mL 注射器及 4.5 号针头、无菌纱布、棉签等。

【实验步骤】

1.选受试者左臂屈侧中部皮肤无瘢痕部位，准备皮试。

2.局部用 75％的酒精消毒，用 1.0 mL 注射器、4.5 号针头（针头斜面不宜太长），吸取稀释液 0.1 mL（5 IU）皮内注射，使其形成 6～8 mm 大小的圆形皮丘。

3.注射后 48 h 观察 1 次，72 h 判读结果，测量注射局部红肿处的硬结横径与纵径，取其平均值为硬结直径。

【实验结果】

1.阴性反应：无硬结或硬结直径不超过 5 mm。

2.阳性反应：硬结直径 5～10 mm 为弱阳性，10～15 mm 为中度阳性，超过 15 mm 或局部有水疱、出血、坏死及淋巴管炎者为强阳性。

【注意事项】

1.严格执行查对制度及无菌操作原则。

2.药液必须现用现配。

3.按时观察结果，判断结果时必须在光线充足的地方，受试者手臂肌肉要放松。

【思考题】

结核菌素试验的临床意义是什么？

【知识链接】

结核菌素试验的操作流程及评分标准

实验三十九　淋巴因子 IL-2 的检测(综合性实验)

【实验目的】

1.掌握 IL-2 生物活性测定的原理。
2.熟悉 IL-2 生物活性测定的实验方法和细胞活性的计算方法。
3.结合细胞因子引起的病理性疾病,培养辩证思维。

【实验原理】

IL-2 是由辅助性 T 细胞(Th)分泌的一种淋巴因子,能促进 T 细胞增殖、维持 T 细胞生长。当有 IL-2 存在时,可使克隆化的 IL-2 依赖的 T 细胞株(CTLL-2)增殖,进而能量代谢活跃,DNA 合成增加,因此测定细胞的能量代谢水平可间接反映细胞增殖的情况,并将其作为 IL-2 生物活性的定量检测指标。

四甲基偶氮唑盐(MTT)是一种淡黄色的水溶性化合物,活细胞(尤其是处于增殖期的细胞)通过线粒体能量代谢过程中的琥珀酸脱氢酶的作用,使淡黄色的 MTT 分解产生蓝色结晶状的甲䐶,沉积于细胞内或细胞周围,所形成的甲䐶的量与细胞增殖程度成正比;甲䐶经 SDS 作用后又可溶解显色,而溶液的光密度值与细胞代谢及 IL-2 活性呈正相关,因此可以用 MTT 检测 T 细胞的增殖情况。

【实验材料】

1.IL-2 的诱生

(1)10％的 FCS-RPMI 1640 培养液:含 2 mmol/L 的谷氨酰胺、25 mmol/L

的 HEPES、100 U/mL 的青霉素、100 μg/mL 的链霉素。

(2)聚蔗糖(ficoll)淋巴细胞分层液。

(3)MTT:用 PBS 缓冲液配制成 1 mg/mL 的工作液,4 ℃避光保存。

(4)IL-2 标准品。

(5)PHA(200 μg/mL)。

2.IL-2 活性的测定

(1)CTLL-2 细胞株、IL-2 标准品、待测 IL-2 样品、1640 培养液(完全)、MTT 溶液(5 mg/mL)、10%的 SDS。

(2)96 孔细胞培养板、多头细胞收集器、微量加样器、二氧化碳培养箱、酶标仪等。

【实验步骤】

1.IL-2 的诱生

(1)分离细胞:采用常规方法分离外周血单个核细胞(PBMC),用 10%的 FCS-RPMI 1640 培养液调整细胞浓度至 1×10^6/mL。

(2)加样:将细胞悬液加入 24 孔培养板,每孔 0.5 mL,再加入 PHA 0.5 mL(每孔 125 μg),入 37 ℃含 5%的二氧化碳的培养箱中培养 48 h。

(3)回收上清:洗出培养上清,1200 r/min 离心 20 min,收集上清液,置于 -20 ℃的冰箱中保存备用。

2.IL-2 活性的测定

(1)制备 CTLL-2 细胞悬液:取传代培养 24～48 h 对数生长期的 CTLL-2 细胞,要求细胞存活率必须大于 95%。用 1640 培养液洗 3 次,每次洗完后用 1200 r/min离心 5 min。用完全 1640 培养液配成浓度 2×10^5/mL 的细胞悬液。

(2)稀释样品和标准品:将待测样品和标准品 IL-2 用 1640 培养液按一定的倍比稀释。

(3)加样:向 96 孔细胞培养板内加入不同稀释度的样品和标准品,每孔 50 μL,每个稀释度均设 3 个复孔,并设细胞对照(100 μL 细胞＋100 μL 培养液);向各孔加入 50 μL 细胞悬液,混匀,置于含 5%的二氧化碳的 37 ℃培养箱中培养 36～40 h。

(4)MTT 掺入:轻轻吸去 100 μL 上清液,每孔加入 MTT 20 μL,置于含 5%的二氧化碳的 37 ℃培养箱中培养 6 h。

(5)溶解甲臜:每孔再加 10%的 SDS 溶液 100 μL,充分混匀,入 37 ℃培养箱中静置(使甲臜完全溶解)。

(6)终止反应:离心培养板,2000 r/min 离心 5 min,吸弃上清液,每孔加入 100 μL DMSO,作用 30 min。

(7)测定:用酶标仪在波长 570 nm 处测定 OD 值,将待测样品的 OD 值与标准品的 OD 值比较后,求出待测样品的 IL-2 活性单位。

【实验结果】

活性单位的计算:将各稀释度的 OD 值按照样品最大增殖 OD 值的百分比换算成概率单位,可将原来呈"S"形的曲线转换成直线。根据这些点的数据求出各直线的回归方程,再根据回归方程求出各样品达到 50% 最大增殖时的稀释度,然后按下面的公式求出待测样品 IL-2 的活性单位:

$$x = (d/D) \times a$$

式中,x 为待测样品 IL-2 活性单位(U/mL),a 为标准参考样品 IL-2 活性单位(U/mL),d 为待测样品达到 50% 最大增殖时的稀释度,D 为标准参考样品在 50% 最大增殖时的稀释度。

【注意事项】

1.MTT 液要现用现配,避免光照,若有蓝色颗粒需要过滤后再用。

2.因生物学测定法敏感性高、特异性强,所测定的 IL-2 又是具有高生物活性的白细胞因子,因此要严格控制实验条件,严格执行操作规程。

3.若标本中含 IL-4 等,会影响 IL-2 的测定,最好用抗 IL-4 单抗吸附除去 IL-4。

【思考题】

1.为什么生物学活性测定的实验条件要严格控制、统一操作规范呢?

2.结合新冠病毒可引起的"细胞因子风暴",谈一谈你对免疫的看法。

【细胞因子风暴】

"细胞因子风暴"

实验四十　动物免疫血清的制备(综合性实验)

【实验目的】

1.了解制备免疫血清的原理。

2.了解制备免疫血清的方法。

3.了解制备免疫血清的意义和应用。

【实验原理】

动物免疫血清的制备是免疫学实验的一项常用基本技术,高效价、高特异性的免疫血清可作为免疫学诊断的试剂(如用于制备免疫标记抗体等),也可供特异性免疫治疗使用。目前已广泛用于临床诊断、治疗和预防中,为教学、科研和检验常用。

将适当的抗原物质注入动物体内,经过一定时间,能够激发动物产生相应的免疫应答。具有免疫原性的抗原可刺激机体相应的 B 细胞增殖、分化形成浆细胞,并分泌特异性抗体到动物血清中。当血清中的抗体达到一定效价时进行采血,即可获得特异性免疫血清(一般称之为"抗血清")。由于抗原分子表面的不同决定簇被不同特异性的 B 细胞克隆所识别,因此由某一抗原刺激机体后产生的抗体实际上为针对该抗原分子表面不同决定簇的抗体混合物(即多克隆抗体)。另外,抗体的产生具有回忆应答的规律性,表现为初次免疫注射与再次免疫注射后的抗体应答特点截然不同,这是由于记忆性 B 细胞参与再次应答所致。

免疫血清的效价高低取决于实验动物的免疫反应性及抗原的免疫原性。如以免疫原性强的抗原刺激高应答性的机体,常可获得高效价的免疫血清;而使用免疫原性弱的抗原免疫时,则需同时加用佐剂以增强抗原的免疫原性。免疫血清的特异性主要取决于免疫用抗原的纯度,因此优质免疫血清的产生主要取决于抗原的纯度和免疫原性,以及动物应答的能力。根据抗原的生物学和理化特性,可用不同的方法制得优质免疫血清,再经过不同形式的处理,如加入佐剂、免疫途径的不同,抗原剂量、注射次数、时间间隔的不同,都可使其获得更强的免疫原性,进而可获得高效价、高纯度的优质免疫血清。

注射抗原的剂量取决于抗原的种类。对免疫原性强的抗原,剂量应相对较少,免疫原性弱的抗原剂量可相对较多。抗原的用量一般以体重计算,在使用佐剂的情况下,一次注入的总剂量以 0.5 mg/kg 体重为宜。另外,免疫周期长者可少量多次注射,免疫周期短者可较大量少次注射。

本实验以兔抗根瘤菌血清的制备为例,说明动物免疫血清的制备过程。

【实验材料】

1.免疫动物:选择 2～3 kg 的健康雄家兔或未怀孕的雌家兔。

2.菌种:艾特利根瘤菌(*Rhizobium atli*)。

3.药品、试剂:生理盐水、完全弗氏佐剂、1％的硫柳汞。

4.器材:一次性注射器、碘酒酒精棉球、10 mm×100 mm 试管、100 mL 的血清瓶。

【实验步骤】

1.制备抗原

用 YMA 斜面培养艾特利根瘤菌 3 天,用 0.5％的石炭酸生理盐水洗涤3 次后制成悬液;100 ℃水浴处理 1 h,用麦氏比浊管将菌液浓度调至 10^9/mL,保存于 50 mL 的血清瓶中,加 1 滴 1％的硫柳汞防腐,置于 4 ℃的冰箱中保存备用。

2.免疫家兔

以艾特利根瘤菌悬液为抗原,按如表 40-1 所示的方式对家兔进行免疫。取 2 mL 抗原与 2 mL 完全弗氏佐剂于小烧杯中,60 ℃水浴中充分混合(用无针头的 1 mL 一次性注射器来回抽吸)。取 1 mL 抗原-佐剂混合物注射入家兔的后腿肌肉。2 周后,不加佐剂对家兔进行静脉注射,抗原剂量为 1 mL。4 周后,再对家兔进行一次静脉注射。

表 40-1   免疫日程表

天数	免疫方式、剂量等过程
1	1 mL(加佐剂)皮下注射
14	1 mL(不加佐剂)耳缘静脉注射
28	1 mL(不加佐剂)耳缘静脉注射
30	抗体效价测定
37	1 mL(不加佐剂)耳缘静脉注射
44	心脏采血

3.抗体效价测定

最后一次注射 7 天之后,对家兔进行耳缘静脉取血 5 mL。待血液凝固后吸出血清,保存于 10 mL 的血清瓶中。取 10 支血清管(10 mm×100 mm 试管),用生理盐水如图 40-1 所示对免疫血清进行稀释。另取 2 支相同试管作为对照,编号为 11 号和 12 号,取 2.5 mL 生理盐水分别加入这 2 支试管中。在 1~11 号管中加入抗原 2.5 mL,在 12 号管中加入 2.5 mL 生理盐水。将 12 支试管放入 60 ℃的水浴中 1 h 后观察实验结果,出现絮状沉淀的最高稀释度即为抗体的效价。

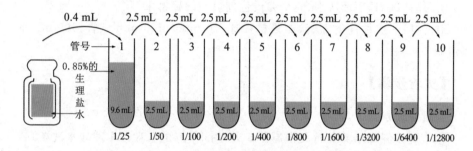

图 40-1　抗体稀释

4.心脏采血

当抗体效价达到 1/1600 时,开始大量采集抗体。用 20 mL 注射器从家兔心脏采血 25 mL,置于 100 mL 的血清瓶中,待血清析出,用移液管转入另一血清瓶中,加 1 滴 1% 的柳硫汞防腐,置于 −20 ℃的冰箱中保存备用。

【实验结果】

观察血清的量及颜色,并做好标记。

【注意事项】

1.免疫家兔时注意保持无菌操作,以防感染。

2.分离血清时所用的器皿要干燥、清洁,以防溶血。

3.从家兔耳缘静脉抽血前,最好先用二甲苯涂擦家兔耳缘背部,使其充血便于进针。抽血时,助手必须捏住家兔耳根,直至抽血完毕。

4.选择动物时,动物种系与抗原来源的差异越远越好;动物应健康,处于青壮年时期。无特殊要求时,实验动物最好为雄性,若用雌性,则不能使用妊娠期的动物。

5.免疫用实验动物的抗体反应性个体差异较大,故每种抗原最好免疫2~3只动物。

【思考题】

1.制备免疫血清的原理是什么?
2.试述免疫血清的应用。
3.为什么不同抗原免疫动物的途径和程序不同?
4.检测抗血清效价的方法有哪些?

【知识链接】

免疫佐剂

实验四十一　免疫原的制备(综合性实验)

【实验目的】

掌握几种常见免疫原的基本制备过程。

【实验原理】

免疫原(抗原)是指能诱导机体产生抗体,并能与相应抗体发生特异性反应的物质。就其化学成分而言,免疫原包括蛋白质抗原、脂类抗原、多糖类抗原和核酸抗原等。不同的抗原,其免疫原性的强弱也不相同,其常与抗原的分子量、是否有化学活性基团、立体结构、物理性状和扩散速度等因素相关。

能否制得理想的抗体由许多因素决定,合格的免疫原的获得是其前提条件。下面将介绍有代表性的免疫原的制备方法。

一、颗粒性抗原的制备

颗粒性抗原主要是指细胞抗原或细菌抗原,其中最常用的细胞抗原为制备溶血素用的绵羊红细胞,最常用的细菌抗原为伤寒沙门菌。有时虫卵也可作为抗原,如日本血吸虫卵可制成悬液供免疫用。有些细胞膜成分(如组织细胞膜、血细胞膜)被打碎后亦可制成颗粒性抗原。颗粒性抗原悬液呈乳浊状,多采用静脉免疫法,较少使用佐剂进行皮内注射。

【实验材料】

1.样本:细菌、血细胞等。

2.试剂:生理盐水、5%的苯酚溶液、1%的 $BaCl_2$ 溶液、1%的 H_2SO_4 溶液、0.4%的甲醛生理盐水、0.01 mol/L 的 PBS 溶液(pH=7.4)。

3.耗材:培养皿、注射器、离心管、塑料管、毛细滴管、恒温培养箱、超净工作台、离心机、冰箱。

【实验步骤】

1.麦氏比浊管的制备

在微生物学中,通过比对溶液的浊度,可以初步判定菌液浓度。麦氏比浊管常用来校对细菌悬浮液至某个特定浓度。麦氏比浊管制备所用的试剂主要为 1%的 H_2SO_4 溶液和 1%的 $BaCl_2$ 溶液。比浊管制备方法按表 41-1 所示的配制比例进行,配制好后管口封固,并注明管号,备用。

表 41-1　麦氏标准比浊管的配制

管号	1	2	3	4	5	6	7	8	9	10
1%的 H_2SO_4/mL	9.9	9.8	9.7	9.6	9.5	9.4	9.3	9.2	9.1	9.0
1%的 $BaCl_2$/mL	0.1	0.2	0.3	0.4	0.5	0.6	0.7	0.8	0.9	1.0
相当菌数	3	6	9	12	15	18	21	24	27	30

2.细菌鞭毛(H)抗原的制备

取鞭毛典型的伤寒沙门菌标准菌株典型光滑菌落,接种于普通培养基,均匀涂布,置于 37 ℃培养 24 h。取出培养瓶,用 0.4%的甲醛生理盐水洗下菌苔,移入无菌锥形瓶,置于 37 ℃的环境下水浴 24 h(或 4 ℃的环境下 3~5 天固定杀菌),将处理过的菌液进行无活菌实验,证实无活菌存在。将灭活后的伤寒沙门菌用麦氏比浊管比浊,确定初步浓度,再用生理盐水稀释成 $1×10^{10}$/mL 的菌悬液,即成为 H 抗原。制备完成后,置于 4 ℃的冰箱中保存备用。

3.细菌菌体(O)抗原的制备

取伤寒沙门菌标准菌株的光滑型菌落,接种于普通培养基或 SS 琼脂平板培养基,均匀涂布,在 37 ℃的培养箱内培养 24 h,取出培养瓶,用适量生理盐水洗下菌苔,移入含无菌玻璃珠的锥形瓶中,充分振摇,使菌体均匀分布,置于 100 ℃的水浴中 2～2.5 h 杀菌及破坏 H 抗原。把细菌悬液移入离心管,4000 r/min 离心 10 min,弃上清液,菌体用无菌生理盐水洗涤,再 4000 r/min 离心 10 min,弃上清液,菌液做无活菌实验。将灭活后的伤寒沙门菌用麦氏比浊管比浊,确定初步浓度,再用无菌生理盐水稀释成 $1×10^{10}$/mL 的菌悬液,加适量的 5%的苯酚溶液,即成为 O 抗原。制备完成后,置于 4 ℃的冰箱中保存备用。

4.细菌的稀释方法

取一定量的原菌液置于试管中(试管口径与标准比浊管相等),与标准比浊管比浊,通过滴加稀释液,调整菌液浊度与某标准管相当,则原菌液细菌数等于稀释倍数乘以标准比浊管的相当菌数。例如,取原菌液 1 mL 加稀释液 9 mL,浊度与 2 号比浊管浊度相当,则原菌液细菌数 $= 10×6×10^9$/mL $= 6×10^{10}$/mL。根据细菌原菌液浓度,用生理盐水进行稀释,得到实际免疫动物时所需要的菌液浓度。

5.绵羊红细胞抗原的制备

取抗凝或脱纤维蛋白的绵羊血液,加 1～2 倍生理盐水,经 2000 r/min 离心 5 min,吸去上清。再加 2～3 倍生理盐水,用毛细滴管反复吹吸混匀,经 2000 r/min离心 5 min,吸去上清,如此反复洗涤 3 次。最后一次可离心 1 min,待绵羊红细胞密集于管底,上清液呈无色透明,弃去上清液,管底即为洗涤过的绵羊红细胞(浓度为 100%)。根据需要,即可配成不同浓度的红细胞悬液。

二、可溶性抗原的制备

蛋白质、糖蛋白、脂蛋白、细菌毒素、酶、补体等皆为良好的可溶性抗原,但因为这些蛋白质多为复杂的蛋白组分,故免疫前需进行纯化。

【实验材料】

1.器材:离心管、注射器、塑料管、毛细管、研钵、恒温培养箱、超净工作台、离心机、冰箱。

2.样本:金黄色葡萄球菌、免疫球蛋白、血清等。

3.试剂:生理盐水、0.4%的甲醛生理盐水、0.01 mol/L 的 PBS 溶液(pH＝7.4)、液状石蜡、羊毛脂、卡介苗、NaN₃、研钵、注射器、碘酊及酒精棉球等。

【实验步骤】

1.免疫球蛋白 G(immunoglobulin G,IgG)抗原的制备

(1)金黄色葡萄球菌 A 蛋白(SPA)稳定液的制备:将金黄色葡萄球菌接种在大型扁形瓶的琼脂斜面上,在 37 ℃的培养箱内培养 18～24 h。第二天,用少量生理盐水洗下菌体,4000 r/min 离心 30 min,将沉淀的菌体再用生理盐水洗 2 次,然后用 0.4%的甲醛生理盐水、0.01 mol/L 的 PBS 溶液(pH＝7.4)制成体积分数为 10%的菌悬液,在室温下作用 3 h(或入 4 ℃的冰箱中过夜)。将菌悬液在 56 ℃加热 30 min,迅速冷却,再用 PBS 洗 3 次,最后用含 0.05%～0.1%的 NaN₃ 的 PBS 溶液制成体积分数为 10%的菌悬液,即为 SPA 菌稳定液,置于 4 ℃的冰箱中保存备用。

(2)人血清 IgG 致敏 SPA 菌液的制备:SPA 能与多种哺乳动物血清 IgG 的 Fc 段结合。取正常人血清 1 mL,加入 10%的 SPA 菌稳定液 4 mL 混合后,室温下作用 30 min(中间振摇 3～5 次),然后用生理盐水洗菌液 7～8 次,沉淀菌体,用生理盐水制成 100 mL 菌液,置于 4 ℃的冰箱中保存备用。

2.人全血清抗原的制备

人全血清作为抗原免疫动物时,因其是可溶性抗原,故需要加佐剂,以提高免疫反应效率来产生抗体。弗氏佐剂的制备与应用见下文。

3.半抗原免疫原的制备

多肽、甾体类激素、药物、脂肪胺、核苷等小分子物质能与相应的抗体发生特异性结合反应,但这些小分子物质并不是完全抗原(半抗原),单独不能诱导机体产生抗体,只有将这种半抗原与大分子物质结合后,才具有免疫原性,刺激机体产生抗体或致敏淋巴细胞。这种经过人工修饰的半抗原称为"人工抗原",用于偶联半抗原的大分子物质称为"载体"。常用的载体有蛋白质类(如人血清白蛋白、牛血清白蛋白、兔血清白蛋白等)、多肽聚合物(如多聚赖氨酸)、大分子聚合物(如羟甲纤维素、聚乙烯吡咯烷酮等)。结合的方法有物理法和化学法:物理法即物理吸附,载体有淀粉、聚乙烯吡咯烷酮、硫酸葡聚糖、羧甲基纤维素等,是通过电荷和微孔吸附半抗原;化学法是利用某些功能团把半抗原连接到载体上,这些载体包括血清蛋白、甲状腺球蛋白、铜蓝蛋白、卵蛋白和多聚赖氨酸等。

4.佐剂

对可溶性抗原而言,为了增强其免疫原性或改变免疫反应的类型,节约抗原,常采用加佐剂的方法以刺激机体产生较强的免疫应答。

(1)佐剂的类型:目前实践中常用的佐剂有弗氏佐剂、氢氧化铝、明矾、脂质体和液状石蜡等,也有采用结核分枝杆菌、白喉棒状杆菌及细小棒状杆菌的。

弗氏佐剂包括弗氏不完全佐剂(Freundincompleteadjuvant,FIA)和弗氏完全佐剂(Freund complete adjuvant,FCA)两种,现简介如下:

①弗氏不完全佐剂的制备:将羊毛脂、液状石蜡和生理盐水按 1∶2∶1 的比例混合;若是羊毛脂与液状石蜡,可按 1∶(1～4)的比例混合。经高压灭菌后,置于 4 ℃的冰箱中保存备用。

②弗氏完全佐剂的制备:弗氏完全佐剂是在弗氏不完全佐剂的基础上加入卡介苗,使其终浓度为 6 mg/mL。

(2)抗原乳化:取健康人的全血清,与弗氏完全佐剂以 1∶1 的体积比制成"油包水"状态,具体方法如下:

①研磨法:取 5 mL 弗氏完全佐剂(用前适度加热)于无菌研钵中,逐滴加入人全血清抗原 5 mL,边滴边按同一方向研磨,滴加抗原的速度要慢。待抗原全部加入后,继续研磨一段时间,使之成为乳白色、黏稠的"油包水"乳剂。本法适于制备大量的佐剂抗原,缺点是研钵壁上会黏附大量乳剂,导致抗原损失较大。

②注射器法:将 1.5 mL 弗氏完全佐剂和 1.5 mL 人全血清抗原分别吸入两个注射器内,两个注射器之间以一细胶管相连,注意排净空气,然后交替推动针管,直至形成黏稠的乳剂为止。本法的优点是容易实现无菌操作,抗原损失少,适用于制备少量的抗原乳剂,但抗原难以完全乳化。制备好的乳化剂需经鉴定才能使用,鉴定方法是将乳化剂滴入冷水中,若保持完整不分散,呈滴状浮于水面,即为乳化完全,为合格的"油包水"剂;若立即散开,则为乳化不完全。乳化过的物质放置一段时间(在保存期内)出现油水分层也是未乳化好的表现。

③超声法:可以用超声破碎仪乳化抗原,用超声破碎仪乳化抗原时,一定要注意超声频率和时间,因为超声容易激发自由基对抗原的未知损害。

实验四十二　人 IgG 免疫血清的制备(综合性实验)

【实验目的】

掌握人 IgG 免疫血清的制备方法。

【实验原理】

免疫原一般含有多种抗原决定簇,免疫动物后可刺激机体产生多个 B 细胞克隆,产生针对多种抗原表位的不同抗体,高效价、高特异性的 IgG 免疫血清也可供特异性免疫治疗用。

【实验器材】

1.动物:选取体重 2～3 kg 的健康成年雄性家兔或未妊娠的雌性家兔。

2.器材:注射器、离心管、无菌平皿、兔台、恒温培养箱、净化工作台、离心机、冰箱、棉签、碘酊、75％的酒精等。

3.试剂:抗原为人血清 IgG 致敏 SPA 菌液(1×10^{11}/mL)。

【实验步骤】

1.免疫方案

将家兔固定后消毒,免疫程序如表 42-1 所示。

表 42-1　制备人 IgG 免疫血清的家兔免疫程序

免疫日期/天	免疫途径	抗原	免疫剂量/mL
1	皮下多点注射	血清 IgG 致敏 SPA 菌液	1.5
7	耳缘静脉	血清 IgG 致敏 SPA 菌液	1.0
14	耳缘静脉	血清 IgG 致敏 SPA 菌液	1.0
21	耳缘静脉	血清 IgG 致敏 SPA 菌液	1.5

注:在第二次耳缘静脉免疫(14 天)时,为防止动物过敏死亡,可采取少量多次注射的方法。

2.试血

末次免疫 3～5 天后,自耳缘静脉采血,试管凝集法测血凝效价,达 1：2000 即可取血。

3.取血

用注射器从家兔心脏采血,以最大限度地获得血清。

4.收集免疫血清

具体收集方法见实验四十"动物免疫血清的制备"。

【思考题】

1.制备免疫血清的原理是什么?其主要步骤包括哪些?

2.常见免疫动物的方法有哪些？

3.如何保存免疫血清？

实验四十三　免疫试验有关动物模型的建立(综合性实验)

一、免疫功能低下动物模型的建立

【实验目的】

1.了解免疫功能低下动物模型的建立方法和用途。

2.熟悉建立免疫功能低下动物模型的操作过程。

【实验原理】

环磷酰胺是一种烷化剂,也是最常用的免疫抑制剂之一,它的作用范围广泛,对体液免疫、细胞免疫和非特异性免疫都有抑制作用。其原理是与 DNA 发生交叉联结,抑制 DNA 合成,阻断其复制,对细胞 S 期作用最明显,可导致细胞死亡,因此处于增殖中的细胞对其较敏感。当 T 细胞和 B 细胞被抗原活化后,进入增殖、分化阶段,对环磷酰胺较敏感,因此利用环磷酰胺可达到抑制免疫应答的作用,建立免疫功能低下动物模型,为进一步研究免疫功能低下状态下各因素对机体的影响提供平台。

【实验材料】

1.动物:6～8 周龄的健康雄性昆明种小鼠(其他品系小鼠亦可),体重(20±2)g。

2.试剂:注射用环磷酰胺(粉针剂,用前用无菌生理盐水配成 10 mg/mL)。

3.其他:生理盐水、75%的酒精棉球、1 mL 注射器。

【实验步骤】

1.免疫功能低下小鼠模型的建立

(1)动物分组:将小鼠随机分为 2 组,即模型组和空白对照组,每组 6～10 只。

(2)给药:用 75%的酒精棉球消毒小鼠的腹部皮肤,按照环磷酰胺

0.1 mg/g(小鼠体重)的剂量,用注射器一次性注射于小鼠腹腔内。空白对照组一次性腹腔注射等量生理盐水。

2.指标观察与测定

(1)外周血白细胞计数:给药后第 8 天,取小鼠外周血计数白细胞。

(2)脾 T 淋巴细胞增殖试验:给药后第 8 天,测小鼠脾 T 淋巴细胞的增殖能力。

(3)血清 IL-2 测定:给药后第 8 天,取小鼠外周血,测定血清 IL-2 水平(可用 ELISA 试剂盒检测)。

【实验结果】

模型组与空白对照组相比,外周血白细胞数量减少,脾 T 细胞增殖能力下降,血清 IL-2 水平降低。

【注意事项】

1.免疫功能低下动物模型的建立可根据试验目的的不同,选用不同的动物和免疫抑制剂。

2.免疫抑制剂的应用剂量和注射途径应根据免疫抑制剂的种类而定,并经预实验确定所需剂量。

【思考题】

1.免疫功能低下的动物模型有什么实际意义?

2.该试验还有哪些可以改进的地方?

二、荷瘤动物模型的建立

【实验目的】

1.了解荷瘤动物模型的建立方法和用途。

2.熟悉建立荷瘤动物模型的操作方法。

【实验原理】

荷瘤动物模型是将体外培养的肿瘤细胞接种于动物体内,令肿瘤细胞在动物体内增殖并形成实体瘤或腹水瘤,观察肿瘤在动物体内的生长速率、大小、浸润性、坏死率,荷瘤小鼠的免疫功能状况、生存时间及死亡率等指标,其不仅可用于研究肿瘤的生物学特性及发生发展规律,而且可用作抗肿瘤药物及治疗方法的研究模型及平台,具有十分重要的应用价值。在实验时,应根据不同的实验需要选择不同的肿瘤细胞株,实验动物一般选用与所选肿瘤细胞株基因背景相同的近交系小鼠,如将 CT26 小鼠结肠癌细胞株接种于 BALB/c 小鼠建立小鼠荷瘤动物模型,将 B16 黑色素瘤细胞株接种于 C57BL/6 小鼠建立小鼠荷瘤动物模型等。如无与所选肿瘤细胞株基因背景相同的近交系小鼠,则可选用裸鼠(是一种先天性胸腺缺陷的突变小鼠)。由于裸鼠的免疫缺陷,在一定情况下不排斥来自异种动物的组织移植,因此可作为移植人类恶性肿瘤的接受体。本实验应用 CT26 小鼠结肠癌细胞株,建立了 BALB/c 小鼠荷瘤动物模型。

【实验材料】

1.动物:普通级 BALB/c 小鼠,体重 18~20 g。

2.瘤株:CT26 小鼠结肠癌细胞株。

3.试剂:0.5％的胰蛋白酶溶液、0.04％的 EDTA 溶液、灭活小牛血清、无钙镁 Hank's 液、75％的酒精棉球、10％的福尔马林溶液、石蜡、0.4％的台盼蓝染液等。

4.器材:普通光学显微镜、游标卡尺、组织切片机、细胞计数板、电子天平(精度 0.001 g)、载玻片、吸管、试管、1 mL 注射器、染色缸等。

【实验步骤】

1.荷瘤动物模型的建立

(1)肿瘤细胞悬液的制备:取培养瓶中培养的处于指数生长期的瘤细胞(贴壁生长),倒去培养液,加等量的 0.5％的蛋白酶溶液和 0.04％的 EDTA 溶液(各 1 mL 或各 2 mL,以盖满细胞层为宜),室温下放置 2 min(轻轻晃动,至有细胞浮起即可);加入小牛血清 1 mL,再加入无钙镁的 Hank's 液 5 mL,用吸管吹打数次,使瘤细胞充分分散,用吸管移至试管中。

(2)洗涤:将装有肿瘤细胞悬液的试管置于普通离心机中,1000 r/min 离心 10 min,弃上清;加无钙镁的 Hank's 液 8 mL,吹打重悬浮,1000 r/min 离心 10 min,弃上清;再加入无钙镁的 Hank's 液 5 mL,吹打重悬浮。

(3)细胞存活率测定:取 1 滴瘤细胞悬液至载玻片上,加 1 滴 0.4％的台盼蓝染液,在光学显微镜下观察,可见活细胞不着色,死细胞被染成蓝色。计数 100 个细胞,计算其活细胞的百分率。一般要求活细胞的百分率在 95％以上。

(4)进行细胞计数,并用无钙镁的 Hank's 液调整细胞浓度为每毫升 1×10^7

个瘤细胞。

(5)接种:用75%的酒精棉球消毒小鼠背部皮肤,用注射器吸取瘤细胞悬液,按每鼠0.2 mL接种于小鼠背部皮下。

2.肿瘤的观察和检查

(1)小鼠接种肿瘤细胞1周后,定期用游标卡尺测量肿瘤结节的最长径a和最短径b,根据公式计算肿瘤体积$V[V=\pi(ab^2)/6]$,求其平均值,绘制肿瘤生长曲线。

(2)颈椎脱臼处死小鼠,观察肿瘤的大体形态。分离肿瘤结节,用天平测其瘤体质量。

(3)肿瘤的病理组织学检查:取肿瘤组织,于10%的甲醛溶液中固定,石蜡包埋,组织切片,常规HE染色,进行组织病理检查。

【实验结果】

1.肉眼观察瘤体形态。

2.根据肿瘤的生长情况,绘制肿瘤生长曲线。

3.镜下观察,若具有肿瘤细胞特有的形态特征,组织中细胞坏死率较高(坏死是由于瘤体生长过快,血供不足,引起出血和瘤细胞死亡),有明显的浸润性生长和炎症细胞浸润及纤维化,表明瘤组织生长旺盛。

【注意事项】

1.肿瘤细胞的生长特性、培养传代因细胞种类不同而有差异,应在培养至指数生长期时取细胞进行接种。

2.接种前应将试管振荡,以使瘤细胞充分悬浮,避免细胞沉淀而致各小鼠接种的瘤细胞数不一致。

3.接种时,小鼠皮肤不要绷得太紧,注射针刺入小鼠皮肤后应轻轻挑起针尖,避免刺入过深。同时也要尽量避免污染。

4.种瘤后,可以通过应用免疫抑制剂,比如环磷酰胺(每只2 mg,使用2天)来加速瘤体的生长。

5.取肿瘤组织时,应将周围组织剥离干净。

【思考题】

建立荷瘤动物模型的实际意义是什么? 你还知道其他的肿瘤动物模型吗?

实验四十四　乙肝表面抗原抗体的检测(综合性实验)

【实验目的】

1.熟悉乙肝表面抗原抗体检测的方法。
2.培养学生运用所学知识解决问题的能力。
3.提升文献检索、辨别分析的能力。

一、金标记免疫技术

胶体金法用于测定乙型肝炎病毒表面抗原,可用于在体外定性检测人血清或血浆样本中的乙型肝炎病毒表面抗原(HBsAg)。

【实验原理】

应用双抗体夹心法胶体金技术检测样本中的乙肝表面抗原。试剂在检测线(T 线)包被有 HBsAg-1 的抗体,质控线(C 线)包被有羊抗鼠 IgG,在胶体金垫上含有胶体金标记的 HBsAg-2 的抗体。检测时,若为阳性样本,则样本中的 HBsAg 先与胶体金垫上的抗体反应,形成抗原-金标抗体复合物,在 NC 膜上层析至检测线时,会与包被的 HBsAg-1 抗体形成抗体-抗原-金标抗体复合物,并在检测线位置显示出色带。若样本中无 HBsAg,则不能形成复合物,T 线位置上不出现色带。C 线在检测样本时均应出现色带,否则为试验无效(见图 44-1)。

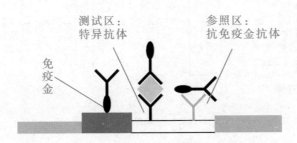

图 44-1　双抗体夹心法胶体金技术的检测原理

【实验材料】

1.样本:抗凝血清(血浆)。

2.器材:乙型肝炎病毒表面抗原检测试纸条(胶体金法)、一次性塑料吸管、无菌采血针、消毒棉签、75%的酒精、碘伏。

【实验步骤】

1.将检测试剂及样本平衡至室温,撕开铝箔袋,取出检测试纸。

2.在试纸的加样端加入约 80 IU 的血清或血浆,或将试纸的加样端插入待检样本中(注意不要超过 MAX 线)3～10 s,等样本开始在 NC 膜上层析时取出,平放。

3.用计时器计时,15～30 min 内观察实验结果,超过 30 min 结果无效。

【实验结果】

1.阴性:仅出现一条质控线(C 线)。

2.阳性:出现质控线(C 线)和检测线(T 线)两条线。

3.无效:不出现质控线(C 线)或仅出现一条检测线(T 线)表示结果无效,应重试(见图 44-2)。

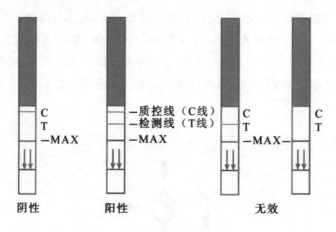

图 44-2　实验结果示意图

【注意事项】

1.血清(血浆)样本按常规方法由静脉采集,抗凝剂可以为肝素钠、EDTA

或枸橼酸钠,采血后应静置离心,以获取样本。

2.在5天内测定的样本可置于4 ℃的冰箱中保存备用;若超过5天,则需置于−20 ℃的冰箱中保存备用。样本放置在−20 ℃至少可保存3个月,检测应在−20 ℃冻融10次以内进行。样本切忌反复冻融。

3.采集、保存血清(血浆)应在无菌条件下进行,并避免样本溶血。有细菌污染的样本不能用于检测。

二、ELISA 检测乙肝五项

参见实验三十二"酶联免疫吸附实验"。

【思考题】

比较分析 ELISA、乳胶法、胶体金法等测定乙肝表面抗原抗体的实验,分析各种实验的利弊。

第四章　设计性实验

　　设计性实验就是给定实验目的、实验要求和实验条件,由学生自行设计实验方案并加以实现的实验。设计性实验要求学生根据实验目的,运用相关的科学原理,借鉴已掌握的其他实验方法,选择熟悉的实验仪器,安排正确的实验步骤,自行独立地设计实验方案。

　　设计性实验的关键是确定正确的实验原理和设计思路,正确的实验原理是进行实验设计的根本依据,而正确的设计思路则体现了学生对实验原理的掌握程度。通过创造性地让学生设计实验,并在一定的实验条件和范围内完成从实验设计到亲自动手操作的全过程,观察各种实验现象,分析和掌握发生的主要原因和机制,最终可以达到让学生成为实验课的主角,深入掌握专业基础知识与实验实践技能,激发学生的实验创造性的目的。

实验四十五　化脓性球菌脓汁的检查

【实验目的】

掌握化脓性球菌脓汁的检查方法。

【实验原理】

临床上引起化脓性感染的细菌种类有很多,如金黄色葡萄球菌、乙型溶血性链球菌、大肠杆菌、铜绿假单胞菌、变形杆菌等。

【实验材料】

1.实验对象:待检脓汁标本。
2.所用培养基:血琼脂培养基。
3.其他:革兰氏染色液、酒精灯、载玻片、接种环、普通光学显微镜等。

【实验方法】

参考实验十四、实验十五、实验十六。

【设计检验诊断】

1.待检脓汁标本中有什么病原微生物?
2.为明确诊断,还需要进一步做什么实验室检查?

实验四十六　医院感染指标监测

【实验目的】

1.监控医院感染,为制定防范措施提供依据。
2.监测医院空气污染和消毒效果。
3.掌握人和物体表面卫生监测的方法。

【实验原理】

微生物广泛分布于自然界的空气中,了解空气中的微生物数量,评价卫生状况可以有的放矢地采取对策,预防医院感染。

医院感染可来源于患者、医务人员等人体皮肤部位,其手部皮肤上的微生物是引发医院感染的主要因素之一。在控制医院感染的众多措施中,做好手部皮肤的清洁与消毒是最重要也最简便易行的关键措施之一。

【实验方法】

参考实验八、实验九。

【设计检验诊断】

评价医院感染的监测效果,制定监测方案。

实验四十七　感染性疾病的免疫检测

【病例概述】

患者女性,24岁,8天前出现乏力、食欲缺乏,原因不明,伴有厌油、皮肤发黄、肝区不适及皮肤瘙痒等症状,食量为平时的1/3,未就医。1天前乏力症状明显加重,遂到医院就诊。患者既往有感染乙肝病毒史5年,未治疗。

查体见体温、脉搏、呼吸、血压均正常,神志清醒,回答切题,查体合作;巩膜发黄及皮肤发黄,未见肝掌和蜘蛛痣,全身浅表淋巴结无肿大,无颈静脉充盈;腹部及脊柱、四肢查体正常;胸部查体正常,心率正常,节律齐,无杂音。

辅助检查:腹部超声检查肝胆胰脾未见异常;肝功检查示 ALT 1028 U/L (正常值9~50 U/L),AST 893 U/L(正常值15~40 U/L),AKP 100 U/L(正常值90~125 U/L),GGT 168 U/L(正常值10~60 U/L)。

【设计检验诊断】

根据该患者的症状和病史,初步诊断其患了什么疾病? 还需要做什么免疫学检测可以确诊此病? 如何进行该免疫学检测?

实验四十八　自身免疫性疾病的检测

【病例概述】

患者男性,28岁,自3个月前出现无原因乏力、发热,体温37~38 ℃,自述1个月前出现面颊部红斑,日光照射后加重,且伴有精神、饮食差,体重下降近5 kg。

查体见体温37.8 ℃,脉搏100次/min,呼吸20次/min,血压120/90 mmHg,面部有蝶形红斑,除口腔溃疡外无特殊症状。

辅助检查:血常规示白细胞 $2.36×10^9$/L,血红蛋白102 g/L,血小板78×10^9/L;大便常规正常;尿常规示尿比重1.020,蛋白(++),镜检红细胞(15~20)/HP,白细胞(20~30)/HP,24 h尿蛋白定量1.65 g/1600 mL;免疫学检查示血清 IgG 为 25.3 g/L,IgA 为 3380 mg/L,IgM 为 2960 mg/L,C3 为 0.53 g/L,C4 为 0.08 g/L,RF<20 IU/mL。

【设计检验诊断】

该患者可能患有什么疾病? 为明确诊断,还需要进一步做什么实验室检查?

附　录

附录一　染色液及染色法

（一）革兰氏染色液的配制（Hucker 改良法）

1.结晶紫染液

结晶紫乙醇饱和溶液	100.0 mL
A 液：结晶紫	2.5 g
95％的乙醇	25.0 mL
B 液：1％的草酸铵水溶液	80.0 mL

将结晶紫研细后，加入 95％的乙醇使之溶解，配成 A 液；将草酸铵溶于蒸馏水中，配成 B 液，分别配制后混合均匀，滤纸过滤。

2.（路）卢戈（Lugol）氏碘液

碘	1.0 g
碘化钾	2.0 g
蒸馏水	300.0 mL

先称取碘化钾 2.0 g，以 10 mL 蒸馏水使其溶解，然后加碘 1.0 g，待完全溶解后再加蒸馏水至 300 mL。

3.脱色液

(1)95％的乙醇	100 mL
(2)丙酮乙醇溶液	
95％的乙醇	70 mL

176

丙酮   30 mL

4.番红复染液

2.5%的番红 O(Safranin O)   2.5 g

95%的乙醇溶液   100 mL

称取番红 O(又称"沙黄 O")2.5 g,95%的乙醇 100 mL,溶解后可贮存于密闭的棕色瓶中,用时取 20 mL 与 80 mL 蒸馏水混匀即可。

注:以上染液配合使用,可区分出革兰氏染色阳性(G^+)或革兰氏阴性(G^-)细菌,革兰氏阴性菌被染成蓝紫色,革兰氏阳性菌被染成淡红色。

(二)吕氏(Loeffer)碱性亚甲蓝染色液的配制及染色法

1.染液的配制

亚甲蓝乙醇饱和溶液(95%的乙醇 100 mL,亚甲蓝 2 g)   30 mL

10%的氢氧化钾溶液   0.1 mL

蒸馏水   100 mL

将上述各溶液混合均匀,滤纸过滤,备用。

2.染色方法

在已固定好的涂片标本上滴加 1~2 滴染液,染色 1~3 min 后进行水洗,将标本片晾干或吸水纸吸干后进行镜检。

(三)奈瑟(Neisser)染液的配制及染色法

1.染液的配制

第一液:亚甲蓝   0.01 g

           95%的乙醇   5 mL

           冰醋酸   5 mL

           蒸馏水   100 mL

将亚甲蓝研碎溶于乙醇,将冰醋酸加至蒸馏水中,再将冰醋酸水溶液加至亚甲蓝乙醇溶液中混合,24 h 后用滤纸过滤,备用。

第二液:甲紫   1 g

           95%的乙醇   10 mL

           蒸馏水   300 mL

将以上三种成分混合溶解后过滤,备用。染色前,将 2 份第一液与 1 份第二液混合,用混合液染色。

第三液:黄叱精   2 g

       蒸馏水   300 mL

将黄叱精溶于蒸馏水中,趁热过滤,备用。

2.染色方法

向在已固定的涂片标本上滴加第一液和第二液的混合液,染色1～2 min后进行水洗。继续用第三液染色半分钟,倾去染液,吸干后镜检。

注:白喉杆菌菌体被染成黄褐色,异染颗粒则呈蓝黑色。

(四)阿尔伯特(Albert)染色液的配制及染色法

1.染液的配制

第一液:甲苯胺蓝   0.15 g

       孔雀绿   0.2 g

       95%的乙醇   2 mL

       冰醋酸   1 mL

       蒸馏水   100 mL

将甲苯胺蓝和孔雀绿置于研钵中,加乙醇研磨使其溶解,再加入蒸馏水和冰醋酸,混合后入瓶中,室温下过夜,滤纸过滤后装入棕色瓶中,置于阴暗处备用。

第二液:碘   2 g

       碘化钾   3 g

       蒸馏水   300 mL

先将碘和碘化钾混合,加蒸馏水少许,充分振摇,等完全溶解后再加蒸馏水至300 mL。

2.染色方法

在已固定的涂片标本上滴加第一液染色1～5 min,然后水洗,再加入第二液染色1 min,水洗后,晾干或吸干镜检。

注:白喉杆菌菌体被染成绿色,异染颗粒则呈蓝黑色。

(五)姜-尼(Ziehl-Neelsen)抗酸染色液的配制

1.染色剂(苯酚复红溶液)

碱性复红乙醇饱和液(95%的乙醇100 mL,碱性复红100 g)   10.0 mL

5%的苯酚水溶液   90.0 mL

将以上两种溶液混合均匀后使用。

2.脱色剂(5％的盐酸乙醇溶液)

浓盐酸　　　　　5.0 mL

95％的乙醇　　　97.0 mL

使用时再将溶液稀释10倍。

3.复染剂

称取亚甲蓝0.3 g,加入50 mL 95％的乙醇中,溶解后加入100 mL 蒸馏水,混合均匀。使用时需进行10倍稀释。

注:结核杆菌被染成红色,非抗酸菌染成蓝色。

(六)冯泰那(Fontana)镀银染色液的配制及染色法

1.染液配制

(1)固定液:

冰醋酸　　　　　1 mL

35％的甲醛　　　20 mL

加蒸馏水至100 mL。

(2)媒染液:

鞣酸　　　　　　5 g

苯酚　　　　　　1 g

加蒸馏水加至100 mL。

(3)5％的硝酸银溶液(Fontana 银液):

硝酸银　　　　　5 g

加蒸馏水至100 mL。

临用前取硝酸银溶液20 mL,逐滴慢慢滴入10％的氨水,初始生成棕色沉淀,再继续滴加氨水至沉淀溶解、微现乳白色为适度。

2.染色法

(1)将标本涂于清洁的玻片上,在空气中自然干燥。

(2)滴加固定液,作用1～2 min,用无水乙醇冲洗。

(3)滴加媒染液,并略加温至有蒸汽冒出,作用0.5 min,用水冲洗。

(4)滴加硝酸银溶液,轻微加热至有蒸汽出现,作用0.5 min,水洗,待干镜检。

注:螺旋体被染成棕褐色,背景则为淡黄色。

附录二　试剂及溶液

(一)甲基红试剂

称取甲基红粉剂 0.1 g,溶于 95％的乙醇 300 mL 中,再以蒸馏水稀释至 500 mL。

(二)吲哚试剂(柯氏试剂)

称取对二甲基氨基苯甲醛 5 g,加入 75 mL 戊醇(或丁醇)中,置于 56 ℃的水浴中过夜。次日取出,冷却后徐徐滴入纯盐酸 25 mL(边加边摇,避免骤热)。配制完成后置于冰箱内备用。

(三)Hank's 溶液

原液甲:

NaCl	160 g
KCl	8 g
$MgCl_2 \cdot 6H_2O$	2 g
$MgSO_4 \cdot 7H_2O$	2 g

加入 800 mL 双蒸水

$CaCl_2$　　　　　　　2.8 g,单独配制,溶于 100 mL 的蒸馏水中。

将上述两种溶液混合后,加双蒸水至 1000 mL,加氯仿 2 mL 用于防腐,置于 4 ℃的冰箱中保存备用。

原液乙:

KH_2PO_4	3.04 g
葡萄糖	1.20 g
$Na_2HPO_4 \cdot 12H_2O$	20.0 g

加入 800 mL 双蒸水

0.4％的酚红溶液　　　100 mL(将 0.4 g 酚红放钵体中,加入 0.1 mmol/L 的氢氧化钠溶液 11.28 mL,研磨后加双蒸水 100 mL)

将上述两种溶液混合后,加双蒸水至 1000 mL,再加氯仿 2 mL 用于防腐,置于 4 ℃的冰箱中保存备用。使用时,按以下比例配置:

原液甲　　　　　　　1 份

原液乙   1 份

蒸馏水   18 份

将以上溶液混合均匀,按需要进行分装,0.56 kg/cm² 高压灭菌 20 min,置于 4 ℃的冰箱中保存备用。

（四）0.5％的水解乳蛋白溶液

Hank's 溶液   1000 mL

水解乳蛋白   5 g

称取 5 g 水解乳蛋白,溶解于 1000 mL Hank's 溶液中,过滤分装,在 0.56 kg/cm²的高压下灭菌 20 min,置于 4 ℃的冰箱中保存备用。

（五）营养液

0.5％的水解乳蛋白液   90 mL

无菌小牛血清   10 mL

双抗(青霉素、链霉素)溶液   1 mL(终浓度为 100 U/mL)

用 NaHCO₃调整 pH 值至 7.4。

（六）维持液

在营养液中仅将无菌小牛血清量加到 2％即可。

（七）0.25％的胰蛋白酶溶液

胰蛋白酶   1.25 g

Hank's 液   500 mL

溶解后过滤除菌、分装,置于−20 ℃的冰箱中保存备用。

（八）pH 值为 8.6、离子强度为 0.05 的巴比妥缓冲液

称取巴比妥 184 g 入 200 mL 蒸馏水中,加热溶解,再加入巴比妥钠10.3 g 溶解,最后再加蒸馏水至 1000 mL。

（九）TES 缓冲液(1×)

10 mmol/L 的 Tris-HCl

1 mmol/L 的 EDTA

0.5％的 SDS

（十）DNA 提取试剂

DNA 提取缓冲液：0.15 mol/L 的氯化钠溶液、0.1 mol/L 的 EDTA。

SDS 缓冲液：4% 的 SDS、0.1 mol/L 的氯化钠溶液、100 μg/μL 的蛋白酶 K。

（十一）质粒 DNA 提取溶液

溶液 I：50 mmol/L 的葡萄糖、25 mmol/L 的 Tris-HCl（pH＝8.0）、10 mmol/L 的 EDTA（pH＝8.0），溶解后于高压灭菌锅中灭菌 15 min。

溶液 II（pH＝12.6，现用现配）：0.2 mol/L 的氢氧化钠溶液，1% 的 SDS。

溶液 III（pH＝4.8）：5 mol/L 的醋酸钠溶液 60 mL，冰醋酸 11.5 mL，双蒸水 28.5 mL。

TE 缓冲液（pH＝8.0）：10 mmol/L 的 Tris-HCl（pH＝8.0），1 mol/L 的 EDTA（pH＝8.0）。

附录三　常用培养基的制备

（一）肉膏汤培养基

1.成分

牛肉膏	3 g
蛋白胨	10 g
氯化钠	5 g

2.配制

（1）将上述各种成分加入 1000 mL 蒸馏水中，混合加热溶解。

（2）使用时，常用氢氧化钠溶液将 pH 值调节至 7.2～7.6，煮沸 3～5 min。用滤纸过滤，补足水量。

（3）分装于烧瓶或试管中，瓶口或管口塞好棉塞，包装，以 1.05 kg/cm^2 的压力高压蒸汽灭菌 20 min。

（4）灭菌后放于阴凉处，或冷却后存于冰箱中备用。

注：此为通用基础培养基，加上适量琼脂可制成固体培养基，再加上血液可制成血液固体培养基。

3.用途

用于分离培养和增菌培养细菌。

(二)普通琼脂(固体)培养基

1.成分

肉膏汤(pH＝7.6)　　100 mL

琼脂　　　　　　　　2～3 g

2.配制

(1)将琼脂加入100 mL肉膏汤中,加热融化,补足失水量。用脱脂棉过滤,除去杂质,分装于试管(或烧瓶)中,塞好棉塞,以1.05 kg/cm² 的压力高压蒸汽灭菌20 min。

(2)若将分装于试管的培养基灭菌后,趁热将试管倾斜放置,冷却凝固后即成斜面培养基。

(3)若将分装于烧瓶中的培养基灭菌后,冷却至50～60 ℃时,以无菌操作方法将琼脂倾注入平皿中,水平放置平皿,冷却后即成琼脂平板培养基。

(三)血液琼脂培养基

1.成分

纤维羊血(或兔血)　5～10 mL

普通琼脂培养基　　　100 mL

2.配制

(1)将制备的普通琼脂培养基(100 mL瓶装)水浴煮沸,溶解。

(2)待该培养基温度降至45～50 ℃时,以无菌操作方法加入适量的(经37 ℃水浴预温)无菌脱纤维羊血或兔血。

(3)轻轻摇匀(勿产生气泡,若有气泡则用取菌环以无菌操作方法去除),倾注于直径9 cm 的无菌平皿中13～15 mL。也可分装于试管中,制成斜面培养基。

(4)做无菌实验:凝固成斜面后,抽样,37 ℃培养1～24 h,若无细菌生长,则存放于冰箱内备用。

3.用途

用于培养分离对营养有特殊要求的细菌,可用于观察细菌的溶血现象与菌落特征。

(四)半固体琼脂培养基

1.成分

肉膏汤(pH=7.6)　　　　100 mL

琼脂　　　　　　　　　　0.3～0.5 g

2.配制

(1)将琼脂加入 100 mL 肉膏汤中。

(2)加热融化,补足失水量。

(3)用脱脂棉过滤,除去杂质,分装入试管中,塞好棉塞,以 1.05 kg/cm² 的压力高压蒸汽灭菌 20 min。

3.用途

主要用于观察细菌的动力。

(五)蛋白胨水培养基

1.成分

蛋白胨(或胰胨)　　　　20 g

氯化钠　　　　　　　　　5 g

加蒸馏水至 1000 mL。

2.配制

称重蛋白胨、氯化钠并溶于蒸馏水中,调整 pH 值至 7.6,以 1.05 kg/cm² 的压力高压蒸汽灭菌 20 min,备用。

3.用途

用于吲哚试验。

(六)单糖发酵管培养基

1.成分

蛋白胨　　　　　　　　　　　　　　　　10 g

氯化钠　　　　　　　　　　　　　　　　5 g

糖　　　　　　　　　　　　　　　　　　5～10 g

16 g/L 的溴甲酚紫乙醇溶液(指示剂)　 1 mL

加蒸馏水至 1000 mL。

2.配制

(1)待上述成分溶解后,调 pH 值至 7.6,分装入华氏试管中,以 0.56 kg/

cm² 的压力高压灭菌 15 min。

(2)如果要观察产气,可在每一华氏试管中加一个倒置的小管(40 mm×300 mm)。

(3)单种糖发酵管的做法:葡萄糖、甘露醇、侧金盏花醇、肌醇等要在灭菌前加入以上培养基内;阿拉伯糖、木糖和各种双糖必须过滤除菌后加入灭菌的培养基内,制成多种类型的单糖发酵管,使终浓度为1%。将各管贴上不同颜色的标签或在棉塞上涂以不同的颜色,作为标记。

3.用途

主要用于革兰氏阴性杆菌的鉴别。

(七)醋酸铅培养基

加热融化 2% 的肉汤琼脂 100 mL,加入硫代硫酸钠 0.25 g,混合后,以 1.05 kg/cm² 的压力高压蒸汽灭菌 20 min。取出培养基,待冷却至 60 ℃时,以无菌操作方法加入经间歇灭菌的 10% 的醋酸铅溶液 0.5 mL,随即混匀,分装入试管中,直立静置,待凝固后备用。

用途:用于检测细菌产生 H_2S 的能力。

(八)尿素琼脂培养基

1.成分

蛋白胨	0.1 g
氯化钠	0.5 g
磷酸二氢钾	0.2 g
琼脂	2.0 g
10%的葡萄糖溶液	1.0 mL
0.4%的酚红液	0.3 mL
20%的尿素溶液	1.0 mL
蒸馏水	100 mL

2.配制

(1)将蛋白胨、氯化钠、磷酸二氢钾与琼脂混合于蒸馏水中,加热使其完全溶解,调整 pH 值至 7.4,脱脂棉过滤,以 0.70 kg/cm² 的压力高压蒸汽灭菌 20 min。

(2)待冷却至 60 ℃时,加入无菌葡萄糖液及尿素溶液(尿素溶液应已过滤除菌)。

(3)混匀,分装入试管中,制成斜面培养基。

(4)凝固后置于 37 ℃的环境下 24 h,若无细菌生长即可使用。

3.用途

鉴别分解尿素的真菌(尿素分解后可使培养基显碱性,令指示剂变红)。

(九)沃格尔-邦纳(Vogel-Bonner,VB)基本培养基

1.成分

无水磷酸二氢钾	100 g
枸橼酸	20 g
硫酸镁	2.0 g
磷酸氢钠铵	35 g

加蒸馏水至 1000 mL。

2.配制

(1)将上述成分加热溶解,调整 pH 值至 7.0,按 40 mL 分装。

(2)以 1.05 kg/cm² 的压力高压蒸汽灭菌 20 min 后,置于 4 ℃的冰箱中保存备用。

(3)取蒸馏水 360 mL,加琼脂 8 g,以 1.05 kg/cm² 的压力高压蒸汽灭菌 30 min。

(4)待冷却至 55 ℃时,再加入上述盐溶液 40 mL。

(5)加入已灭菌的 50%的葡萄糖溶液 16 mL,倾注平板。

3.用途

用于鼠伤寒沙门菌变异株的致突变试验。

(十)完全培养基

1.成分

水解乳蛋白	1.0 g
酵母浸膏	0.5 g
K_2HPO_4	0.3 g
KH_2PO_4	0.1 g

2.配制

(1)称取酵母浸膏溶于少量水中,再加其余成分,补加蒸馏水到 100 mL,使固体物质完全溶解。

(2)调整 pH 值至 7.4,加琼脂 2 g,以 1.05 kg/cm² 的压力高压蒸汽灭菌

20 min,或滤菌。

(3)加入已灭菌的 50% 的葡萄糖溶液 1 mL,冷却至 45 ℃,倾注平板。

如果将上述培养基中去掉琼脂成分,则可制成完全肉汤。

3.用途

(1)鼠伤寒沙门菌营养缺陷型菌株的增菌。

(2)分离、鉴定菌体。

(3)短期内保存菌种。

(十一)SS 琼脂

SS 琼脂是一种强选择性培养基,用于粪便中沙门菌属及志贺菌属的分离,对大肠杆菌有较强的抑制作用,故能增加粪便的接种量以提高病原菌的检出率,是目前公认的肠道杆菌选择性培养基。国产的 SS 琼脂粉使用方便,效果较好。

1.配制法

称取 70 g SS 琼脂粉,加入 1000 mL 水中,混合后加热溶解。冷却至 50~60 ℃时,倾入平皿中,冷却凝固即成 SS 平板培养基。置于 37 ℃的培养箱内,待培养基表面适度干燥后即可使用。

2.培养结果

肠道致病菌呈无色或微黄色透明菌落,大肠杆菌呈红色菌落。

3.成分及作用

SS 琼脂成分较多,大体可分为:

(1)营养物:牛肉膏、蛋白胨。

(2)抑制物:煌绿、胆盐、硫代硫酸钠、枸橼酸钠等抑制非病原菌生长的物质。

(3)促进细菌生长的物质:胆盐能促进沙门菌生长;硫代硫酸钠能缓和胆盐对痢疾与沙门菌的有害作用,并能中和煌绿与中性红染料的毒性。

4.用途

用于肠道致病菌的分离、培养。

(十二)中国蓝琼脂平板培养基

1.成分

无糖琼脂培养基(pH=7.6)　　100 mL

乳糖　　1.0 g

| 1%的灭菌中国蓝溶液 | 1 mL |
| 1%的蔷薇酸乙醇溶液 | 1 mL |

2.配制

(1)取 pH＝7.6 的琼脂培养基 100 mL,加入乳糖 1 g。

(2)灭菌,以 0.56 kg/cm² 的压力高压蒸汽灭菌 15 min。

(3)取出,待冷却至 50 ℃左右,加入中国蓝及蔷薇酸乙醇溶液各 1 mL。

(4)摇匀后,倾注平板,凝固后即可使用。

3.原理

中国蓝为指示剂,在碱性反应时呈红色,酸性反应时呈蓝色。培养基制成后的 pH 值约为 7.4,呈淡紫红色。接种大肠杆菌后,因不分解乳糖产酸,故菌落呈蓝色。伤寒杆菌、痢疾杆菌等不发酵乳糖,使菌落无色。蔷薇酸为革兰氏阳性菌的抑制剂。

4.用途

用于初步鉴别伤寒杆菌、痢疾杆菌等肠道致病菌。

(十三)半固体双糖含铁培养基

1.成分

(1)甲液:

蛋白胨水(pH＝7.4)	100 mL
琼脂	0.35~0.50 g
2%的无菌酸性复红水溶液	0.5 mL
10%的无菌葡萄糖液	2 mL

(2)乙液:

蛋白胨水(pH＝7.4)	100 mL
琼脂	1.5 g
2%的无菌酸性复红水溶液	0.5 mL
20%的灭菌乳糖液	5 mL
硫代硫酸钠	0.03 g
硫酸亚铁	0.02 g

2.配制

(1)取蛋白胨水 100 mL,称取琼脂 0.4 g 并加至蛋白胨水中,置于甲瓶中作为甲液。注:甲液准备作下层-半固体葡萄糖发酵之用。

(2)另取蛋白胨水 100 mL,加琼脂 1.5 g、硫代硫酸钠 0.03 g 和硫酸亚铁

0.02 g,置于乙瓶中作为乙液。注:乙液准备作上层-固体乳糖发酵之用。

(3)将甲、乙两瓶中的液体以 1.05 kg/cm² 的压力高压蒸汽灭菌 20 min。

(4)冷却至 60 ℃,向甲瓶中加入酸性复红和葡萄糖液,摇匀后分装于已灭菌的试管(13 mm×130 mm)中,每管约 2 mL,迅速直立于冷水中凝固。

(5)向乙瓶中加入酸性复红和乳糖液,摇匀后向上述各管中加入乙液约 2 mL,使其凝固成斜面。注意:凝固后,在 37 ℃的培养箱内培养 24 h,若无细菌污染即可使用,此为无菌实验。

3.原理

本培养基以酸性复红为指示剂,在酸性时呈红色,碱性时为无色。下层为含葡萄糖的半固体培养基,可以观察细菌的动力和对葡萄糖的发酵能力。大肠杆菌发酵葡萄糖产酸、产气,使下层变红,且有气泡产生,同时有动力;上层为含乳糖、硫酸亚铁的固体培养基,主要是观察细菌对乳糖的发酵情况及产生硫化氢(H_2S)的能力。大肠杆菌能发酵乳糖,使上层斜面呈红色;致病性肠道杆菌不发酵乳糖,因此斜面不变色。大肠杆菌不产生 H_2S,斜面培养基不呈黑色;伤寒杆菌产生 H_2S,斜面培养基可出现黑色。

4.用途

初步筛选肠道致病菌,观察细菌的糖发酵能力、H_2S 产生能力和动力,保存菌种等。

(十四)脱脂牛乳培养基

1.成分

新鲜脱脂牛乳　　　　　　　　100 mL
1.6%的溴甲酚紫乙醇溶液　　　0.1 mL

2.配制

(1)将新鲜牛乳置于烧瓶中,水浴中煮沸 15～20 min,冷却后置于冰箱内 2 h。

(2)用虹吸管吸取上层脱脂牛乳,放入另一烧瓶内。

(3)取 100 mL 脱脂牛乳,加入 1.6%的溴甲酚紫指示剂 0.1 mL,混匀、分装入试管中,每管 6～8 mL。

(4)向每管液体表面加入融化的凡士林,厚度为 5 mm。

(5)以 0.56 kg/cm² 的压力高压蒸汽灭菌 20 min,在 37 ℃的环境下放置 24～48 h,若无细菌生长即可使用。

3.用途

(1)用于配制冷冻干燥菌种用的保护剂。

(2)观察细菌等对牛乳的利用能力。

(十五)庖肉培养基

1.成分

牛肉浸液(或肉膏汤,pH=7.6):

牛肉渣　　0.5 g

牛肉汤　　7.0 mL

2.配制

取制备牛肉浸液剩下的并经过处理的肉渣,装于 15 mm×150 mm 的试管内,每管 0.5 g,并加入 pH 值为 7.6 的肉汤培养基 7 mL,液面上盖 3～4 mm 厚的融化的凡士林,以 1.05 kg/cm² 的压力高压蒸汽灭菌 20 min,备用。

(十六)吕氏血清培养基

1.成分

100 g/L 的葡萄糖肉汤(pH=7.4)　　1 份

小牛血清(或兔、羊、马血清)　　　3 份

2.配制

将上述成分混合于灭菌锥形瓶中,无菌分装于 15 mm×150 mm 的灭菌试管中,每管 3～5 mL,斜置于血清凝固器中,间歇灭菌 3 天。第 1 天徐徐加热至 85 ℃,维持 30 min,使血清凝固,在 37 ℃ 的培养箱内过夜;第 2 天和第 3 天再用 85～90 ℃ 的高温灭菌 30 min,取出后置于 4 ℃ 的冰箱中保存备用。

3.用途

本培养基用于白喉棒状杆菌的培养及观察异染颗粒。

(十七)亚碲酸钾血琼脂平板

1.成分

营养琼脂(pH=7.6)　　　　　100 mL

10 g/L 的亚碲酸钾水溶液　　2 mL

50 g/L 的胱氨酸水溶液　　　2 mL

脱纤维羊血或兔血　　　　　2～10 mL

2.配制

将 pH 值为 7.6 的营养琼脂融化,待冷却至 50 ℃时加入已灭菌的亚碲酸钾溶液、胱氨酸溶液及无菌脱纤维血液,摇匀后即刻倾注入无菌平皿内,凝固后置于 4 ℃的冰箱中保存备用。

3.用途

用于白喉棒状杆菌的分离培养。

(十八)Elek 培养基

1.成分

(1)甲液:

胰蛋白胨	4.0 g
麦芽糖	0.6 g
乳酸	0.14 mL
蒸馏水	100 mL

(2)乙液:

琼脂	3.0 g
氯化钠	1.0 g
蒸馏水	100 mL

2.配制

(1)将甲液、乙液中的各成分分别加入蒸馏水中,加热溶解,脱脂棉过滤后调整 pH 值至 7.8。

(2)取甲液与乙液等量混合,分装入试管中,每管 15 mL。

(3)100 ℃间歇灭菌 20～30 min,置于 4 ℃的冰箱中保存备用。

(4)使用时,将融化后冷却至 55 ℃的埃列克(Elek)琼脂按 5:1 的比例加入无菌正常兔或牛血清,充分混匀后倾注无菌平皿,凝固后即可使用。

3.用途

用于测定白喉棒状杆菌有毒株的产毒素能力。

(十九)罗氏(Lowenstein-Jensen)培养基

1.成分

磷酸二氢钾	2.4 g
枸橼酸镁	0.6 g
硫酸镁($MgSO_4 \cdot 7H_2O$)	0.24 g

天门冬素	3.6 g
甘油	12 mL
孔雀绿水溶液	20 mL
马铃薯淀粉	30 g
新鲜鸡蛋全卵液	1000 mL(约 30 个鸡蛋)
蒸馏水	600 mL

2.配制

(1)加马铃薯淀粉于甘油-盐类溶液中,以 1.05 kg/cm² 的压力高压蒸汽灭菌 20 min,备用。

(2)加新鲜鸡蛋全卵液、孔雀绿于上述溶液中,摇匀后室温下放置 1 h。

(3)分装试管,80 ℃下灭菌 50 min,灭菌后存放于 5 ℃下备用。

(4)在上述培养基中,每毫升加 50 U 青霉素及 35 μg 的萘啶酸(nalidixic acid)可抑制细菌和真菌生长,成为选择培养基。

注:典型分枝杆菌等抗酸菌会被染成红色,非抗酸菌会被染成蓝色。

(二十)苏通(Santon)改良培养基

1.成分

天门冬氨酸	4.0 g
磷酸二氢钾	0.5 g
枸橼酸	2.0 g
硫酸镁(MgSO₄·7H₂O)	0.5 g
枸橼酸胺铁	0.05 g
琼脂	20.0 g
甘油	30 mL
蒸馏水	270 mL

2.配制

用 10%的氢氧化钾溶液调整 pH 值至 7.0,分装入试管中,每管 7 mL,以 1.05 kg/cm² 的压力高压蒸汽灭菌 20 min,备用。使用前加入 10%的灭活兔血清。

注:本培养基主要用于区别缓慢生长及快速生长型分枝杆菌,快速生长者多能在本培养基上生长。

（二十一）改良沙氏（Sabouraud）琼脂培养基

1.成分

葡萄糖	40.0 g
蛋白胨	10.0 g
琼脂	20.0 g
蒸馏水	1000 mL

2.配制

先将蛋白胨、琼脂加入 700 mL 蒸馏水中，置于 1000 mL 锥形瓶内加热溶解；将葡萄糖加入剩余的 300 mL 蒸馏水中溶解。混匀两者，以 0.56 kg/cm² 的压力高压蒸汽灭菌 15 min。冷却至 55 ℃左右倾注平板，冷藏备用。

注：①此培养基为真菌常规培养基，用于真菌的分离、菌种保存等。②为防止细菌生长，可在培养基灭菌后冷却至约 45 ℃时，加入青霉素2000 U/100 mL 培养基及链霉素 1000 g/100 mL 培养基。

（二十二）麦氏（Meclary）培养基的制备

1.成分

葡萄糖	1.0 g
KCl	1.8 g
酵母浸膏	2.5 g
醋酸钠	8.2 g
琼脂	20.0 g
水	1000 mL

pH 值自然

配制方法如上，该培养基用于培养酵母菌，利于酵母菌子囊孢子的形成。

（二十三）高氏 1 号培养基

1.成分

可溶性淀粉	20 g
琼脂	20 g
KNO_3	0.1 g
K_2HPO_4	0.05 g
$MgSO_4 \cdot 7H_2O$	0.05 g

NaCl   0.05 g

$FeSO_4 \cdot 7H_2O$ 0.001 g（母液）

配制时,先用少量冷水将淀粉调成糊状,倒入少于所需水量的沸水中,在火上加热,边搅拌边依次逐一溶化其他成分,溶化后补足水分到 100 mL,调整 pH 值至 7.4～7.6,121 ℃灭菌 20 min。

附录四　常用的细胞培养液

1.Hank's 液

(1)原液甲：

NaCl	160 g	
KCl	8 g	
$MgCl_2 \cdot 6H_2O$	2 g	加入 800 mL 双蒸水
$MgSO_4 \cdot 7H_2O$	2 g	
$CaCl_2$	2.8 g,溶于 100 mL 双蒸水	

将上述两溶液混合后再加双蒸水至1000 mL,最后加 2 mL 氯仿防腐,置于 4 ℃的冰箱中保存备用。

(2)原液乙：

KH_2PO_4	3.04 g	
葡萄糖	1.20 g	加入 800 mL 双蒸水
$Na_2HPO_4 \cdot 12H_2O$	20.0 g	
0.4%的酚红溶液	100 mL(先将 0.4 g 酚红放入钵中,加0.1 mmol/L 的氢氧化钠溶液 11.28 mL,研磨后加双蒸水 100 mL)	

将上述两种溶液混合后,再加入双蒸水至1000 mL,最后加 2 mL 氯仿防腐,置于 4 ℃的冰箱中保存备用。使用时,按以下比例配置：

原液甲	1 份
原液乙	1 份
双蒸水	18 份

混合后按需要分装,以 0.56 kg/cm² 的压力高压蒸汽灭菌 20 min,置于 4 ℃的冰箱中保存备用。

2.NaHCO₃溶液

用双蒸水将 NaHCO₃ 配成 5.6% 的溶液,过滤除菌,置于 4 ℃ 的冰箱中保存备用。

3.双抗(青霉素、链霉素)溶液

取青霉素 100 万单位,链霉素 1 g,用灭菌水或 Hank's 液 100 mL 溶解,使每毫升含青霉素 10000 U,链霉素 10000 μg。分装于无菌青霉素瓶中,置于 −20 ℃ 的冰箱中保存备用。

4.0.5% 的水解乳蛋白溶液

称取 5 g 水解乳蛋白,溶于 1000 mL Hank's 液中,用滤纸过滤,分装后以 0.56 kg/cm² 的压力高压蒸汽灭菌 20 min,置于 4 ℃ 的冰箱中保存备用。

5.营养液与维持液

(1)营养液:

0.5 g 水解乳蛋白液　　　90 mL

小牛血清　　　　　　　10 mL

双抗溶液　　　　　　　1 mL(终浓度为 100 U/mL)

用 NaHCO₃ 调整 pH 值至 7.2~7.6。

(2)维持液:同营养液,小牛血清加到 2% 即可。